Ignaz Philipp Semmelweiss

Alfred Hegar

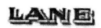 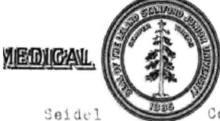

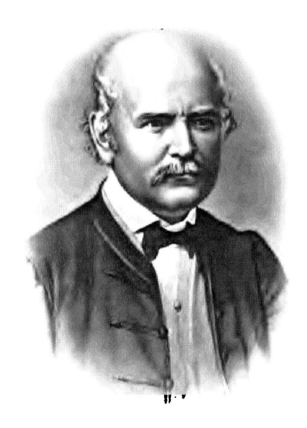

Fr. Bruckmann, München repr.   Verlag von J. C. B. Mohr in Freiburg.

Ignaz Philipp Semmelweiss
im Alter von 43 Jahren (1861).

IGNAZ PHILIPP SEMMELWEISS.

SEIN LEBEN UND SEINE LEHRE,

ZUGLEICH EIN BEITRAG

ZUR LEHRE DER FIEBERHAFTEN WUNDKRANKHEITEN

VON

ALFRED HEGAR.

MIT EINER ABBILDUNG IN LICHTDRUCK.

FREIBURG I. B. UND TÜBINGEN 1882.
AKADEMISCHE VERLAGSBUCHHANDLUNG VON J. C. B. MOHR
(PAUL SIEBECK).

61145

Druck von C. A. Wagner in Freiburg.

Wenn wir eine bedeutende Entdeckung geschichtlich verfolgen, so interessirt uns vor Allem der Weg, auf welchem sie gefunden worden ist und der Finder selbst. Das Interesse wird erhöht, unsere menschliche Theilnahme in Anspruch genommen, wenn sich ein tragisches Schicksal anknüpft, wenn wir einen beim Bau unseres Wissensgebäudes verunglückten Arbeiter vor Augen haben. Wir suchen nach den Ursachen des vor unsere Blicke gestellten Martyriums. Spielten die Zeitverhältnisse, insbesondere der gleichzeitige Stand der Wissenschaft, die Richtung und der Gang der Forschung die Hauptrolle, lag das ausschlaggebende Moment in der Persönlichkeit des Betheiligten oder tragen die Zeit- und Berufs-Genossen den Hauptantheil?

Wir werden uns fragen, ist die Schuld, wenn eine solche vorhanden war, gesühnt? Ist dem Märtyrer die Anerkennung, welche während des Lebens fehlte, wenigstens nach dem Tode zu Theil geworden? Nur zu häufig fehlt ja selbst diese spät eintretende Gerechtigkeit. --

Der Werth einer jeden neuen Wahrheit ist stets nur ein relativer. Die Schätzung derselben richtet sich nach dem Zustand der zur Zeit ihrer Entdeckung herrschenden Ansichten und Lehren. Je weiter sie über das Niveau derselben hinausging, desto grösser der Werth und das Verdienst. Die Nachkommen erinnern sich häufig nicht mehr jener

Zustände und in unserer schnell lebenden und vorwärtsdrängenden Generation sind sie gewöhnlich bald vergessen. Je rascher und bedeutender die Fortschritte, desto eher werden selbst sehr wichtige, frühere Etappen des Weges übersehen.

Dazu treten Koulissenverschiebungen, neue Standpunkte werden gewonnen, andere Begründungen einer Lehre kommen zu Stande und wir vergessen des Mannes, der sie im Wesentlichen schuf, weil er ihre Richtigkeit auf eine andere Art erwiesen hat und weil sie etwas modificirt und erweitert worden ist. Der Mann bleibt bei der, heutzutage so gewöhnlichen Unkenntniss historischer Verhältnisse vergessen, selbst wenn wir uns noch seiner eigenen Worte und Ausdrücke bedienen.

Die Ansichten, welche vor Semmelweiss über Ursache und Wesen des Puerperalfiebers[1]) herrschten, lassen sich bei ihrer Divergenz nur schwer in eine Formel bringen. Man nahm ziemlich allgemein zwei Faktoren der Genese an, von denen der eine von aussen her einwirkt, der andere in den besonderen Zuständen des Organismus während Schwangerschaft und Geburt gelegen ist.

Als äussern Faktor beschuldigte man gewisse Einflüsse atmosphärischer, kosmischer und tellurischer Art, für welche man vielfach den Ausdruck Genius epidemicus gebrauchte. Einige hatten dabei mehr einfache Veränderungen der genannten Potenzen, wie solche der Temperatur, des Feuchtigkeitsgehalts u. a. im Auge. Andere dagegen nahmen an, dass in Folge solcher Veränderungen ein besonderes, schädliches Ding sich entwickle, welches sich durch die Luft verbreite, ein Miasma. Der Genius epidemicus könne sich über viele Landstrecken ausdehnen, jedoch auch auf einen engeren Bezirk, wie auf eine Stadt, beschränkt bleiben. Ein Miasma vermöge sich selbst nur in einem bestimmten Gebäude, in einem Hospital, isolirt heran zu bilden, besonders bei starker Zusammenhäufung von Schwangern und Wöchnerinnen.

Von Manchen, jedoch durchaus nicht von Allen, wurde dabei noch

weiter angenommen, dass bei einer gewissen Intensität und Ausbreitung
der Krankheit sich ein Kontagium entwickle. Hierbei wurde der alte,
dogmatische Begriff des Kontagiums festgehalten, nach welchem dieses
ein specifisches Virus darstellt, welches nur im kranken Organismus
entstehen kann und von demselben, durch Contact auf ein anderes
Individuum übergehend, in diesem dieselbe Krankheit hervorbringt.

Bei dem zweiten ursächlichen Faktor dachte man bald mehr an
die durch Schwangerschaft, Geburt und Wochenbett modificirte Blutbeschaffenheit, bald mehr an die Veränderung in den festen Theilen des
Körpers, insbesondere an die in dem Sexualsystem. Unter dem Einfluss
der Krasenlehre entstand die Anschauung, nach welcher die den
Schwangern zukommende, eigenthümliche Veränderung des Blutes
(Faserstoffvermehrung) an keine Grenzen gebunden sei und sich so
zu steigern vermöge, dass schliesslich Absätze in Form von Exsudaten
an der Innenfläche und Aussenfläche des Uterus zu Stande kämen.
Aus der hyperinotischen könne sich dann durch weitere Steigerung eine
pyämische und selbst eine putride Blutkrase entwickeln. Diese vermöge
sich jedoch auch direct durch den Einfluss des äussern Faktors, des
Miasmas, auszubilden.

Die durch Schwangerschaft und Wochenbett hervorgebrachten,
eigenthümlichen anatomischen Zustände der Sexualorgane liessen hier
einen locus minoris resistentiae entstehen. Dies erkläre die Häufigkeit
der Absätze oder Ausscheidungen aus dem veränderten Blut oder die
Einwirkung des durch die Athemorgane aufgenommenen und im Blut
circulirenden Miasmas auf jene Theile. Doch wurde wohl auch gelehrt,
dass der schädliche Stoff in den Geschlechtsorganen selbst seinen Eintritt
finde und dort direct die dem Puerperalfieber zukommenden Läsionen
erzeuge oder dies erst vollbringe, nachdem er vorher die Blutmasse
vergiftet habe.

Uebrigens war dabei noch die Ansicht ganz allgemein, dass sämmtliche, dem Puerperalfieber eigenthümliche, anatomische Alterationen idiopathisch durch Traumen, schlechte Contraction des Uterus, Erkältung, Diätfehler etc. entstehen und dass dann die Blutveränderungen, wie sie bei jener Krankheit vorhanden sind, sich secundär ausbilden könnten.

Die Ansichten über die Beziehungen der äussern Noxe, der Blutbeschaffenheit, der eigenthümlichen anatomischen Veränderungen der puerperalen Sexualorgane und der pathologisch-anatomischen Befunde finden wir bei den verschiedenen Autoren mannigfach modificirt und variirt. Eine besondere Darstellung erscheint überflüssig. Die Verschiedenheiten entstehen wesentlich nur dadurch, dass bald mehr das eine, bald mehr das andere Moment vorzugsweise betont wird. Nur zwei Punkte verdienen noch besonders besprochen zu werden, das Verhältniss des Puerperalfiebers zu verschiedenen akuten Infectionskrankheiten und die Beziehungen desselben zur Pyämie der alten Chirurgen.

Während man in Deutschland und Frankreich die Kontagiosität der febris puerperalis vielfach bestritt, war sie in England allgemein angenommen. Durch zahlreiche Beobachtungen hatte man die Ueberzeugung gewonnen, dass Scharlach, Masern, Blattern, Erysipel und Pseudoerysipel, selbst Typhus und Typhoid in innigem Zusammenhang mit dem Wochenbettfieber stünden. Das Gift jener Erkankungen, glaubte man, könne bei einer Wöchnerin febris puerperalis hervorrufen. Man dachte sich den Zusammenhang gewöhnlich so, dass das specifische Gift jener Erkrankungen bei der ganz eigenthümlichen Beschaffenheit des Blutes und der Gewebe einer Puerpera, wie auf einem andern Nährboden, auch ganz andere Erscheinungen hervorbringe, als in einem Organisms unter gewöhnlichen Verhältnissen. Der weitere Schluss lag dann nahe, dass dem Puerperalfieber überhaupt ein specifisches Virus zu Grunde liege und Einige identifizirten es mit dem des Erysipels und Pseudoerysipels. Uebrigens herrschten sonst in Grossbritannien dabei noch die mannigfachsten und differentesten Ansichten über die Genese des Wochenbettfiebers.

Das Verhältniss des Wochenbettfiebers zu der Pyämie der alten Chirurgen (Pyämie im weitesten Sinne, surgical fever) bietet der Betrachtung ganz sonderbare Seiten dar. Cruveilhier hatte zum erstenmal die Wöchnerin mit einer Verwundeten verglichen, welche durch ein im Hospital entstandenes Miasma erkranken könne. Eisenmann hat dann die Verwundung der Innenfläche des Uterus und ihre Bedeutung als Aufnahmestelle des Miasmas oder Kontagiums oder als locus minoris resistentiae für die durch die Lunge aufgenommene und im Blut circulirende Noxe betont.

Im Allgemeinen lag jedoch der Gedanke der Identität des Wochenbettfiebers mit der Pyämie den Geburtshelfern, zur Zeit, in welcher Semmelweiss auftrat, noch vollständig fern. Man sah die erstere Krankheit als etwas dem schwangern und puerperalen Zustand ganz Eigenthümliches an.

Die Trennung der Chirurgie und Geburtshilfe liefert hierfür einigermassen eine Erklärung. Nichtsdestoweniger bleibt es sehr auffallend, dass nicht schon früher zwei pathologische Prozesse oder Complexe, welche so viel Aehnliches und Gleiches darboten, einander gegenübergestellt und verglichen worden sind. Dies um so mehr, als die Theorien beider Krankheiten, obgleich scheinbar ganz unabhängig von einander entstanden, doch sehr nahe übereinstimmen.

Auch bei der Pyämie hatte man eine äussere Noxe, allgemeine epidemische Einflüsse oder ein auf das Hospital beschränktes Miasma, welches in das Blut gelangt und dieses verändert. Das Kontagium tritt auch hier in den Hintergrund, entwickelt sich nur unter besondern Verhältnissen, bei Zusammenhäufung der Kranken oder wird von Manchen gar nicht statuirt.

Der zweite Faktor, als welcher bei der febris puerperalis der durch Schwangerschaft und Geburt veränderte Zustand des Bluts und der Gewebe bezeichnet worden ist, fehlt auch bei der Pyämie nicht. Man hatte eine besondere, chylösalbuminöse Blutkrase zur Hand oder anämische Zustände, welche durch Steigerung und Modifikation endlich zur Pyämie führen können. Bei zahlreichen andern Erkrankungen, wie z. B. Scropheln, Tuberkulose, chronischen Hautkrankheiten, kann sich so eine purulente Diathese herausbilden.

Die Wunde oder Verletzung stellen, wie die veränderten Sexualorgane bei der febris puerperalis, einen locus minoris resistentiae dar, an welchem sich jene genannten Faktoren geltend machen. Doch können auch idiopathisch an der Wunde und ihrer Umgebung pathologische Prozesse, unter welchen die purulente Phlebitis die Hauptrolle spielt, entstehen, welche umgekehrt die Pyämie hervorbringen, ähnlich wie durch Traumen, Erkältung, Diätfehler im Wochenbett, örtliche Entzündungen sich entwickeln, welche zur febris puerperalis führen.

Den Zusammenhang der Pyämie mit den specifisch-kontagiösen Erkrankungen erklärte man durch die Annahme, dass sich bei denselben, wie auch bei andern Krankheiten, eine purulente Diathese herausbilden könne. Die acuten Exantheme, das Erysipel, das Pseudoerysipel vermögen so zur Eitervergiftung des Blutes zu führen. Was die Genese dieser beiden letzteren Affectionen selbst betrifft, so spielten Gallenreiz, gastrische Unreinigkeiten, Verkältungen, Temperaturwechsel, eigenthümliche Luft- und Witterungskonstitutionen noch die Hauptrolle. Nur der Hospitalbrand wurde, wenn auch nicht ganz allgemein, als specifisch kontagiös betrachtet[2]).

In diesem Zustand fand Semmelweiss die Lehren von dem Puerperalfieber und den jetzt sogenannten, infectiösen Wundkrankheiten, welche freilich bald durch Virchow eine andere Gestalt annehmen sollten.

Im Folgenden versuchte ich anfänglich die Schicksale und die Lebensführung des Mannes von der Entstehung und Ausbildung seiner Lehre zu trennen. Der Versuch misslang vollständig. Charakter und Schicksal haben eine unmittelbare Einwirkung nicht blos auf die Darstellung und die Form, unter welcher Semmelweiss seine Doctrin vorbrachte, sondern auch auf die Genese derselben geübt. Umgekehrt haben die Lehre und ihre Aufnahme den mächtigsten Einfluss auf das Lebensschicksal gehabt und schliesslich den tragischen Ausgang herbeigeführt. Mann, Schicksal und Werk sind so Eins. Semmelweiss[3]) wurde 1818 zu Ofen geboren. Seine Eltern waren wohlhabend; der Vater ein Spezereihändler. Semmelweiss wuchs unter glücklichen äussern Verhältnissen auf und hatte nie mit Nahrungssorgen zu kämpfen. Die erste Ausbildung erhielt er in der Normalschule und später im Gymnasium zu Ofen. Seine humanistische Bildung scheint jedoch nicht besonders gut gewesen zu sein; wenigstens kostete es Semmelweiss stets Mühe und Anstrengung, sich mündlich oder schriftlich, im Deutschen oder Ungarischen, gehörig auszudrücken. Mit 19 Jahren bezog er als Jurist die Hochschule zu Wien, ging aber, als er mit Freunden den anatomischen Vorlesungen angewohnt hatte, zur Medicin über und absolvirte dann seine medicinischen Studien, theils in Pest, grossentheils jedoch in Wien selbst, an welch' letzterem Ort er 1844 sein Doctordiplom erhielt. Der Titel seiner Dissertation lautete: De vita plantarum.

Die Studienjahre Semmelweiss' fielen in die Glanzperiode der Wiener Schule, in die Zeit des Aufschwungs und in den Beginn einer neuen Aera für die deutsche medicinische Wissenschaft. Rokitansky und Skoda hatten aus aller Herren Länder Zuhörer um sich gesammelt und wussten durch ihre Lehren und ihr persönliches Auftreten jüngere Kräfte anzufeuern und zu enthusiasmiren. Semmelweiss gab sich mit voller Seele diesen Einflüssen hin und war, theils seines Eifers, theils seiner persönlichen Eigenschaften wegen bei seinen Lehrern und Studiengenossen sehr beliebt. Er wird uns als bescheiden und anspruchslos geschildert, von einer kindlich-naiven Denkungsweise, als eine glücklich heitere Natur, als ein guter Gesellschafter, welcher sich dem Genuss des Augenblickes voll und unbefangen überliess. Dabei war er anhänglich an seine Freunde und voll Vertrauen, wo er ehrliche Gesinnungen und uneigennütziges Streben voraussetzte, aber auch rückhaltlos, selbst auf eigene Gefahr hin, freimüthig und entschieden auftretend da, wo er eine gemeine Denkungsart bemerkt zu haben glaubte. Er brach dann sofort selbst mit denen ab, welche ihm sonst nahe gestanden hatten. Diese Eigenschaft, in Verbindung mit einer, vielleicht allzugrossen Ungezwungenheit im Ausdruck, welche in dem eigenthümlichen Ofener- und Wienerkrankenhaus-Deutsch vielleicht noch stärker hervortrat, scheint in einzelnen Kreisen und bei einzelnen Personen Anstoss erregt und ihm Gegner zugezogen zu haben [4]).

Semmelweiss hatte eine besondere Neigung für die Geburtshülfe gefasst und sich nach Absolvirung seiner Studien um eine Assistentenstelle an der für Studirende bestimmten ersten Gebärklinik des allgemeinen Krankenhauses, welche unter Leitung des Herrn Professor Klein stand, beworben. Jene Stelle wurde ihm, jedoch nur provisorisch, im Sommer 1846 übertragen. Diese seine erste Dienstzeit umfasste die vier Monate Juli bis Oktober. Die sehr bedeutende Sterblichkeit während dieses Zeitraums, welche im Allgemeinen etwa 15% betrug, machte einen unauslöschlichen Eindruck auf Geist und Gemüth des jungen Mannes, so dass er anhaltend über die Ursachen des Missgeschicks nachgrübelte.

Folgende Thatsachen, welche theilweise von ihm selbst festgestellt worden, theils schon früher auch Anderen aufgefallen waren, erschienen ihm besonders bemerkenswerth. Die Mortalität in der für Aerzte bestimmten ersten Abtheilung war sehr viel höher als in der zweiten, in welcher die Hebammen unterrichtet wurden. Kreissende, mit verzögerter Eröffnungsperiode, meist gesunde, blühende Erstgebärende starben fast ohne Ausnahme ganz rasch und ebenso ihre Kinder, bei welchen dann ähnliche pathologisch-anatomische Befunde, wie bei den Müttern, festgestellt wurden. Dies Verhältniss existirte auf der Hebammenabtheilung nicht. Nach Gassengeburten beobachtete man, trotz der begleitenden Schädlichkeiten, nur selten eine Erkrankung; ebensowenig nach vorzeitigen Geburten, bei welchen der Instruction nach wenig oder nicht touchirt wurde. Reihenweise Erkrankungen von Personen in neben einander stehenden Betten waren auf der ersten Abtheilung sehr häufig; auf der zweiten fehlten sie, obgleich nicht selten daselbst Puerperalkranke zwischen die andern Wöchnerinnen zu liegen kamen.

Diese Thatsachen schienen Semmelweiss mit den gültigen ätiologischen Anschauungen unvereinbar. Ein allgemeiner, miasmatisch-epidemischer Einfluss hätte sich auf beide Abtheilungen, ja selbst auf die Stadt Wien, in welcher keine häufigeren puerperalen Erkrankungen beobachtet wurden, erstrecken müssen. — Ebenso war die Disposition zur Erkrankung durch den schwangern Zustand nebst der ihr zukommenden Hyperinose, durch den Geburtsact, die lange Dauer der Niederkunft, die mangelhafte Uteruskontraktion, die Störungen der Milch- und Lochialsecretion, todte Früchte und andere Momente, welche man zur Erklärung der Genese herangezogen hatte, für beide Abtheilungen gleich.

Die grosse Differenz der Sterblichkeit in den beiden Kliniken, welche schon lange aufgefallen und selbst Gegenstand kommissioneller Verhandlungen geworden war, hatte die verschiedensten Erklärungsversuche hervorgerufen. Man suchte immer und immer wieder nach schädlichen Einflüssen, welche ausschliesslich der Abtheilung für Aerzte zukommen sollten. So dachte man an Gemüthsaffecte, Furcht, Angst, verletztes Schamgefühl, rohe Untersuchung von Seiten der Schüler, Unterschiede in Pflege, in Leitung der Geburt, schlechtere Ventilation, Vermengung der Wäsche mit derjenigen von andern Kranken, an die Lokalität u. a. Allein eine nähere Betrachtung und Beobachtung zeigte, dass die beschuldigten Momente beiden Kliniken meist gemeinsam zukamen. Einzelne Verhältnisse hätten sogar einen ungünstigern Gesundheitszustand auf der Hebammenabtheilung erwarten lassen. So war das Gebäude für diese das ältere und schon zu Zeiten Boer's von Puerperalfieberepidemien heimgesucht worden. War endlich ein, der ersten Klinik eigenthümlich zukommender Missstand weggeräumt worden, so hatte die Mortalität trotzdem das frühere Verhältniss gezeigt.

Mit einem allgemein epidemischen Einfluss war es Nichts. Eine auf die Abtheilung für Aerzte beschränkte, eine Art endemischer Ursache konnte nicht aufgefunden werden und gegen eine specifische Kontagion, im Sinne der Uebertragung eines Gifts von einer kranken zu einer gesunden Wöchnerin durch unmittelbare Berührung (Contact) oder durch die Luft, sprach der Umstand, dass auf der Hebammenklinik trotz Zwischenlagerung von Kranken unter Gesunde keine reihenweise Erkrankungen beobachtet wurden.

Semmelweiss kam schliesslich zu der Ueberzeugung, dass eine vorzugsweise auf die erste Abtheilung beschränkte, also eine Art endemischer Ursache vorhanden sein müsse. Die Unmöglichkeit, dieselbe herauszufinden, das peinigende Gefühl, trotz sorgfältigster Pflicht-erfüllung, so schlechte Resultate zu haben, die Missachtung, welcher, wie er schreibt, die an der ersten Klinik Bediensteten bei den übrigen Hausleuten begegneten, brachten eine melancholische Gemüthsstimmung in ihm hervor. Wie gross seine Rathlosigkeit war, geht daraus hervor, dass er sich, wie ein Ertrinkender an einen Strohhalm, an einen

Unterschied in der Leitung der Geburt auf erster und zweiter Abtheilung anklammerte. Hier wurde in der Seitenlage, dort in der Rückenlage entbunden und er führte deshalb auch die Seitenlage ein.

Semmelweiss bereitete sich während des Winters 1846/47 auf eine wissenschaftliche Reise nach Dublin vor, da seine provisorische Stellung Ende Oktober abgelaufen war. Unvermuthet erfolgte jedoch seine definitive Anstellung als Assistent der ersten Abtheilung für das Frühjahr 1847, da der bisherige Assistent Breit, in Folge eines Rufs nach Tübingen, von Wien weggegangen war. Ehe Semmelweiss sein Amt antrat, hatte er eine kleine Erholungsreise nach Venedig unternommen, um, wie er sagt, seinen Geist und sein Gemüth, welche durch die Erlebnisse im Gebärhause so übel afficirt worden waren, durch die Kunstschätze jener Stadt zu erheitern.

Kaum hatte er sein Amt im Frühjahr 1847 übernommen, so starb der pathologische Anatom Kolletschka an einer Leichenvergiftung. Die Section erwies doppelseitige Pleuritis, Pericarditis, Peritonitis, Meningitis, eine Metastase im Auge, kurz Veränderungen, wie sie auch beim Puerperalfieber gefunden werden. Dieses Ereigniss war für Semmelweiss ein Lichtblitz, welcher ihm das über der Aetiologie jener Krankheit schwebende Dunkel erhellte. Dieselben Kadavertheile, welche das Messer des Anatomen an sich trägt, haften auch am Finger des touchirenden Arztes und Gelegenheit dazu ist bei dem eifrigen Besuch der pathologisch-anatomischen Anstalt reichlich gegeben. Die gewöhnliche Reinigung mit Seife genügt nicht, um jene Theile vollständig zu entfernen, wie schon der Geruch beweist, welcher so lange an den Händen haftet. Brauchen wir ein Mittel, welches die fauligen Stoffe zerstört, Chlorwasser oder Chlorkalk! — Semmelweiss führte sofort die Waschungen mit diesem Mittel ein, worauf die Sterblichkeit sofort sehr bedeutend sank und sich für das folgende Jahr 1848 sogar noch etwas günstiger stellte, als auf der Hebammenabtheilung.

Die Ansicht von Semmelweiss, nach welcher Uebertragung von zersetzten Leichenbestandtheilen die Ursache des Puerperalfiebers sei, erhielt sehr bald, und zwar schon im Herbste 1847, eine sehr wesentliche Erweiterung [5]). Eine grössere Zahl Gebärender war dadurch tödtlich inficirt worden, dass man sie gleich nach der Exploration einer mit Medullarkrebs des Uterus behafteten Parturiens, ohne vorher die Hände gehörig mit Chlorwasser gereinigt zu haben, untersucht hatte. Weiterhin brachten tödtliche Erkrankungen zahlreicher Wöchnerinnen, welche mit einer an Caries des Knies leidenden Puerpera in einem und demselben Zimmer gelegen hatten, Semmelweiss zu dem Gedanken, dass auch durch die Luft eine Infection statthaben könne. Von Wichtigkeit für die weitere Entwicklung der Lehre war dabei auch der bemerkte Umstand, dass die Trägerinnen des deletären Stoffes nicht selbst an Wochenbettfieber gelitten hatten und dass das Gift von Personen herrührte, welche in verschiedener Art erkrankt waren. Dadurch war das specifische Kontagium einer nur dem Wochenbett zukommenden Krankheit ausgeschlossen.

Die Krankheitssymptome und pathologischen Veränderungen wie sie bei Kolletschka und andern Anatomen beobachtet worden waren, die Befunde bei Neugeborenen, bei Operirten in chirurgischen Hospitälern, brachten Semmelweiss ferner schon bald zu der Idee von der Identität der febris puerperalis mit dem, was man damals unter Pyämie verstand. Er nannte jenes daher eine Varietät der Pyämie, Varietät jedoch nur in dem Sinne, als bei Schwangern und Puerperen in der Genitalsphäre Zustände vorzukommen vermögen, welche bei Kindern, Männern und Frauen ausserhalb der Fortpflanzungszeit nicht auftreten können [6]). — Auch der Schutz, welchen eine gut erhaltene Epidermis oder solches Epithel gewähren, ist Semmelweiss hinlänglich bekannt [7]).

Zur Stützung seiner Lehre zog endlich Semmelweiss das

Experiment an Thieren heran und erlangte auch an Kaninchen, welche geworfen hatten, durch Einbringung endometritischer Sekrete Puerperalkranker und jauchiger Flüssigkeiten anderer Kranken positive Resultate [8]).

So war die Lehre schon in den Jahren 1848 und 1849 bis zu einem gewissen und zwar ganz befriedigenden Abschluss gediehen. Die Aufnahme, welche dieselbe fand, war im Anfang günstig und gerade die Hauptkoryphäen der Wiener Schule R o k i t a n s k y, welcher S e m m e l w e i s s sehr geneigt war, S k o d a und H e b r a legten ein lebhaftes Interesse für dieselbe an den Tag. H e b r a, welcher die Zeitschrift der Gesellschaft der Aerzte zu Wien redigirte, veröffentlichte im Jahre 1847 und 1848 kurz die Entdeckungen von S e m m e l - w e i s s, verglich sie mit der Erfindung J e n n e r's und forderte die Vorsteher geburtshülflicher Anstalten zu Beobachtungen auf [9]). Ebenso sprach sich H a l l e r, welcher den ärztlichen Bericht über das allgemeine Krankenhaus im Jahre 1848 verfasst hat, günstig aus [10]). Am eifrigsten trat S k o d a für die neue Doctrin ein und hielt 1849 einen Vortrag über dieselbe in der Wiener Akademie der Wissenschaften, welcher nicht blos in den gewöhnlichen Sitzungsberichten, sondern auch in einem besondern Separatabdruck publicirt wurde [11]). Die Akademie hatte in Folge dessen zu weitern Thierversuchen aufgefordert und B r ü c k e beauftragt, solche in Gemeinschaft mit S e m m e l w e i s s auszuführen. Das medicinische Professoren - Kollegium setzte ferner auf S k o d a's Antrag eine Commission ein zu weiterer Prüfung der Frage, insbesondere zur Erhebung weiterer statistischer Data und Anstellung von Experimenten [12]).

Unter den fremden Aerzten, welche damals Wien so fleissig besuchten, befand sich auch der Engländer R o u t h, welcher sehr für die Lehre eingenommen war und dieselbe schon in den Jahren 1848 und 1849 mündlich und schriftlich in seinem Vaterland verbreitete [13]).

Michaelis war durch seinen Schüler Schwarz, welcher Wien besucht hatte, in der neuen Lehre unterrichtet worden und war bald von der Richtigkeit derselben überzeugt. Unglückliche Erfahrungen, nach denen er sich selbst die Schuld der Uebertragung zuschreiben musste, versetzten ihn in eine melancholische Gemüthsstimmung. Eine nahe Verwandte, welche er zu einer Zeit, in der er Sectionen Puerperalfieberkranker machte, nach der Niederkunft untersucht hatte, war an Wochenbettfieber gestorben. Er legte sich auf die Schienen der Eisenbahn und liess sich von dem Zuge zermalmen [14]).

Einen entschiedenen Anhänger fand Semmelweiss ferner in Arneth, dem Assistenten auf der Hebammen-Abtheilung, welcher nicht blos in Wien, sondern auch auf seinen Reisen in Paris und England für die Ansichten Semmelweiss' eintrat und dieselben zu verbreiten suchte [15]). Allein diesen Stimmen gegenüber machten sich bald auch andere geltend, welche entweder nur eine beschränkte Anerkennung schenkten oder selbst vollständig in Opposition traten.

Semmelweiss hatte theils selbst den Vorständen auswärtiger Anstalten brieflich Mittheilungen gemacht, theils dies durch Freunde besorgen lassen und zu Meinungsäusserungen, sowie zu Beobachtungen aufgefordert.

Simpson in Edinburg, an welchen ebenfalls ein solches Schreiben ergangen war, antwortete mit Schmähungen auf die deutsche Geburtshülfe und besonders deren Betrieb in Wien. In gänzlicher Verkennung der Semmelweiss'schen Lehre, welche er mit der englischen Doctrin von einem einzigen specifischen Kontagium für identisch hielt, behauptete er, Semmelweiss bringe nichts Neues und Alles sei schon längst in England bekannt. Nichtsdestoweniger veröffentlichte derselbe Gelehrte später, offenbar unter dem Einfluss der Semmelweiss'schen Mittheilungen, zwei Aufsätze, in welchen die Aetiologie des Puerperalfiebers fast ganz im Sinne von Semmel-weiss aufgefasst und ebenfalls jene Krankheit mit der Pyämie (surgical fever) zusammengestellt wird. Man hat sehr mit Unrecht Simpson als den Ersten genannt, welcher die Wöchnerin als Ver-wundete und das Wochenbettfieber als accidentelle Wundkrankheit bezeichnet habe. Dies ist zuerst von Cruveilhier und dann in sehr prägnanter Weise von Semmelweiss geschehen [16]).

In einer Versammlung der Gesellschaft der Aerzte zu Wien im Frühjahr 1850, in welcher Semmelweiss einen Vortrag über die Aetiologie des Wochenbettfiebers hielt, waren die Ansichten sehr getheilt. Unter Andern traten Zipfl und Lumpe entschieden gegen Semmelweiss auf, während Chiari, Helm, Arneth, Rokitansky für ihn sprachen [17]).

Sehr fatal war der Umstand, dass die in Gemeinschaft mit Brücke angestellten Experimente an Thieren misslangen; der Grund davon lässt sich nicht mehr eruiren [18]).

Am verhängnissvollsten für Semmelweiss war jedoch die Opposition, welche er bei den Männern fand, welche für den nächsten Zeitraum den Ton in der deutschen Geburtshülfe und Gynäkologie anzugeben berufen waren. So war es zunächst Kiwisch, welcher sich gegen die neue Doctrin erklärte.

Wenn die Geschichte der menschlichen Irrthümer nicht ähn-liche Beispiele genug aufwiese, möchte man erstaunen, dass ein so genialer und erfahrener Mann in der Art befangen und blind sein konnte. Hatte doch Kiwisch bei Gelegenheit eines Referats über die, für Kontagiosität des Puerperalfiebers sprechenden, englischen Be-obachtungen geäussert: „so oft er sich auch nach Sectionen von an septischem Puerperalfieber Verstorbenen ohne angewandte besondere Vorsicht zu Entbindungen und zu Wöchnerinnen habe begeben müssen, so habe er doch in keinem einzigen Falle wahrzunehmen vermocht,

2*

dass dies für die Wöchnerinnen von bemerkbarem Nachtheil gewesen sei. Nie habe er den Ursprung des Puerperalfiebers durch Infection von einem gangränösen Erysipel entdecken können u. s. w."[19]). Dies hat derselbe Mann geschrieben, unter dessen Leitung das Würzburger Gebärhaus einmal eine Sterblichkeit von 26% in einem Jahr aufgewiesen hatte[20]).

Am entschiedensten sprachen sich Scanzoni und Seyfert gegen die Theorie von Semmelweiss aus[21]).

Leider übertrug sich der Kampf in Wien selbst bald auf das persönliche Gebiet. Zunächst suchte man Semmelweiss bei der Erhebung und Veröffentlichung statistischer Daten Hindernisse zu bereiten und beschuldigte ihn selbst der Denunciation. Dem früher erwähnten Antrag von Skoda auf eine kommissionelle Untersuchung wurde, auf den Protest des Professors der Geburtshülfe, vom Ministerium nicht Folge gegeben[22]). Semmelweiss musste im Frühjahr 1849 seine Assistentenstelle aufgeben und erhielt auf sein Ansuchen keine Verlängerung derselben, obgleich sein Vorgänger und der Assistent der zweiten Abtheilung dieser Begünstigung theilhaftig geworden waren. Ebenso misslich erging es Semmelweiss bei dem Versuch, sich als Privatdocent in Wien zu habilitiren, so dass ihm schliesslich nichts weiter übrig blieb, als im Herbst 1850 nach seiner Vaterstadt Pest zurückzukehren. Semmelweiss empfand es sehr bitter, dass ihm jeder Wirkungskreis in Wien abgeschnitten worden war, da er geglaubt hatte, dort am besten Gelegenheit und Material zur weitern Begründung seiner Lehre zu erhalten[23]).

In Pest erhielt Semmelweiss die Stelle eines unbesoldeten Primararztes an der geburtshülflichen Abtheilung des St. Rochushospitals. Die bis zu seinem Dienstantritt daselbst herrschenden, sehr schlechten Mortalitätsverhältnisse gaben ihm einen neuen Beleg für die Richtigkeit seiner Ansichten. Die Aerzte, welche hier functionirten, hatten gleichzeitig auch die chirurgische Abtheilung zu besorgen und gingen, nachdem sie daselbst ihre Visite und Verbände abgemacht hatten, in die für die Geburtshülfe bestimmten Räume, um da ihre Untersuchungen anzustellen. Ausserdem vollzogen sie, bei Mangel eines Prosectors, alle Sectionen selbst.

Im Jahre 1855 wurde Semmelweiss Professor ordinarius der Geburtshülfe an der Universität Pest und erhielt die Direction der geburtshülflichen Klinik. Ein Hohn des Schicksals wollte es, dass er zwei Jahre hindurch eine nicht unbedeutende Mortalität und Morbilität an Kindbettfieber erleben musste. Die unzureichenden und zweckwidrigen Localitäten der Klinik befanden sich, theils in demselben Gebäude, theils in nächster Nachbarschaft mit den Räumlichkeiten für das chemische Laboratorium, die normale und pathologische Anatomie. Hierin lag schon eine Ursache der häufigen Erkrankungsfälle. Ausserdem fiel es Semmelweiss ausserordentlich schwer, das Personal, Schüler und Schülerinnen zur gehörigen Reinhaltung ihrer Person und besonders ihrer Hände anzuhalten. Die Hauptursache war jedoch ein ungenügender Vorrath an Wäsche und endlich stellte es sich heraus, dass das Leinzeug, Betttücher und Unterlagen von gewissenlosen Menschen nur unvollständig gewaschen und gereinigt und selbst, noch besudelt, frisch angekommenen Kreissenden untergebreitet worden waren[24]. Semmelweiss hatte die grösste Mühe und Sorge, um diese Uebelstände auch nur bis zu einem gewissen Grade zu beseitigen oder in ihrer Wirkung zu paralysiren und scheute selbst persönliche Opfer und Unannehmlichkeiten nicht, um zum Ziele zu gelangen. So kaufte er einmal auf eigene Rechnung Leintücher und hatte grosse Schwierigkeit, die Bezahlung dafür zu erlangen. Ein andermal legte er einem Bericht an den damals allmächtigen Statthaltereirath von Tandler einige übelriechende Beweisstücke aus dem Wäschevorrath in natura bei, um die Nothwendigkeit einer Reform

ad oculos et ad nares zu demonstriren, was ihm gerade nicht die
Gunst des gestrengen Herrn verschaffte[25]).

Die Lehrthätigkeit des Professors der Geburtshülfe erstreckte
sich auf Hebammenschülerinnen und Studirende. Die Kurse mussten
unzweckmässiger Weise gleichzeitig abgehalten werden. Bei dem
Hebammenunterricht wusste sich Semmelweiss nur schwer dem
Fassungsvermögen der Weiber anzupassen. Er forderte zu viel und,
wenn den Anforderungen nicht entsprochen werden konnte, kam es
nicht selten zu verletzenden Ausbrüchen von seiner Seite, so dass
zuweilen das ganze Auditorium in Schluchzen ausbrach. Gutmüthig,
wie Semmelweiss war, suchte er dann durch Scherze, und Zureden
wieder gut zu machen, was er gefehlt hatte. Mit den Studirenden
hatte er auch wenig Glück. Für das Studium der Geburtshülfe war
das Interesse nicht gross, da das Fach keine grosse Rolle bei der
Erlangung der Doctorwürde spielte. Auch scheint die Ausdrucks-
weise und die Art des Vortrags Semmelweiss' keine besondere
Anziehung geäussert zu haben. Gründliche Kenntnisse und Ueber-
sicht in der Geburtskunde und Gynäkologie, sowie ein sehr selbst-
ständiges Denken wurden ihm übrigens nachgerühmt.

Für den Betrieb der Gynäkologie, welche Semmelweiss sehr
liebte, fand er, wenigstens im Hospital, keine Gelegenheit. Eine kleine
Abtheilung im städtischen Krankenhaus wurde ihm entzogen, da die
municipale Verwaltung die Uebernahme derselben mit der Universitäts-
stellung unvereinbar gefunden hatte.

Die Erfolge in der Privatpraxis, welche Semmelweiss im
Beginn seiner Laufbahn in Pest erzielte, waren nicht sehr glänzend.
Uebrigens war es ihm auch durchaus nicht darum zu thun. Ein
besonderes Streben nach Geld oder nach Ruf scheint ihm fern
gelegen zu haben. Insbesondere ging er, wie dies bezeugt wird, jeder
Art von Reclame sorgfältig aus dem Weg, obgleich solche schon

damals sehr gewöhnlich war, wenn auch nicht in dem Grade, wie heutzutage, wo sie sich, vorzugsweise von den grossen Städten aus, in politischen und selbst illustrirten Zeitungen so breit macht.

Mit Vorliebe kultivirte Semmelweiss den Freundeskreis, welcher sich damals in Pest um den bedeutenden Chirurgen Balassa gesammelt hatte. Auch nahm er gern an den verschiedensten geselligen Vergnügungen Theil. Er war trotz seines sich einstellenden Embonpoints ein flotter Tänzer, eifriger Schwimmer und Reiter, obgleich er durch einen zweimaligen Armbruch ein starkes Lehrgeld bezahlt hatte.

Im Jahre 1857 heirathete Semmelweiss die Tochter eines angesehenen Kaufmanns Weidenhofer. Die junge, hübsche Frau, ausgezeichnet durch Herzensgüte und heiteres Temperament, schuf ihm ein glückliches Familienleben, welches mit drei Kindern gesegnet wurde. Da die Einkünfte der Praxis sich allmählig vermehrt hatten, Semmelweiss und seine Frau beide wohlhabend waren, so fehlte es nicht an den Mitteln, um der Gastfreundschaft nachzukommen und sich den gehörigen Comfort zu schaffen, wie dies Semmelweiss liebte.

Im Allgemeinen war trotz mancher Verdriesslichkeiten, welche Semmelweiss in seiner Stellung als Dirigent der geburtshülflichen Klinik und sonst in seinem Beruf durchzumachen hatte, sein Loos kein ungünstiges und es lag ihm, welcher von Natur leichtlebig angelegt war, auch fern, darüber zu klagen. Nur ein schwarzer Punkt scheint ihm stets vorgeschwebt zu haben und dies war der Gedanke an das Schicksal seiner Theorie. Der Gegenstand, welcher ihm zu einer hohen Frage der Humanität und Wissenschaft geworden war, hatte sich seiner nun einmal bemächtigt, so dass er nicht mehr davon frei werden konnte. Non deve fermarsi l'uomo in una sola cosa, perche allora devien matto, sagt ein italienischer Spruch. Wie bei einer Art Zwangsvorstellung musste er stets wieder auf jenes Thema zurückkommen. War davon die Rede, so verwandelte sich der Mann. Sonst kostete ihn der mündliche Ausdruck Anstrengung, nun entwickelte er eine zündende Beredsamkeit. Sonst bescheiden und anspruchslos, ohne Ehrgeiz, vergleicht er nun, leuchtenden Auges, seine Entdeckung mit der Jenner's. Er, der sonst nicht geneigt war, das Leben schwer zu nehmen und sich kaum längere Zeit deprimiren liess, als er zweimal den Arm gebrochen hatte und gegründete Furcht haben musste, zur Ausübung seines Berufs unfähig zu werden, kann es nie verwinden, keine Position in Wien erlangt zu haben, weil er hier am besten seine Lehre weiter begründen zu können glaubte. In Pest besteht seine Hauptsorge in dem Wegräumen der Hindernisse, welche sich der Durchführung der practischen Konsequenzen seiner Theorie entgegenstellen. Der Wurm, welcher beständig an ihm nagt, ist der Gedanke, dass diese auch im Laufe der Jahre keine Anerkennung findet. Er verfolgt mit gespannter Aufmerksamkeit die Verhältnisse in Wien und erfährt, dass man seiner Entdeckung nicht die gebührende Rechnung trägt und dass die sogenannten Puerperalepidemien, theilweise sogar in stärkerer Intensität als früher, vorhanden sind. Auch Stimmen aus andern Orten lauten nicht günstig. Die Académie de médicine in Paris verwarf 1851 die Theorie der kadaverösen Infection[26]). Litzmann[27]) in Kiel, Lewy[28]) in Kopenhagen, C. Braun[29]) sprachen sich nur sehr bedingt für die Ansichten aus, welche Semmelweiss vertrat. Bei der grossen Debatte, welche im Jahre 1858 in der Akademie in Paris stattfand, erklärte sich der tonangebende Dubois[30]) ausdrücklich dagegen, und speciell gegen den Modus der Uebertragung, wie ihn Semmelweiss gelehrt hatte. Man hielt vielfach noch an dem Miasma, insbesondere dem Hospitalmiasma, fest und gerade um jene Zeit wurden die Sorge für gehörige Ventilation, die Vorkehrungen gegen die Ueberfüllung der Belegräume in erste Linie gestellt und selbst das sogenannte Zellensystem präkonisirt.

Semmelweiss hatte in Pest Freunde und Anhänger, welche die hohe Bedeutung seiner Lehre zu würdigen verstanden, gefunden; häufig sprach er sich gegen diese, unter welchen wir Ignaz Hirschler und den Redacteur der medicinischen Wochenschrift „Orvosi hetilap“, Ludwig Markusowsky hervorheben, in bitterer Weise über die geringe Anerkennung aus, welcher er auswärts begegnete. Er wurde vielfach zu schriftstellerischen Publikationen aufgefordert; allein lange vergebens. Semmelweiss hatte eine eigenthümliche Scheu, zur Feder zu greifen und hielt sich, bescheiden wie er war, der formellen Durchführung einer grösseren schriftlichen Arbeit nicht für gewachsen. Doch wurde er endlich dazu gebracht, in den Jahren 1858—1860 eine Reihe von Artikeln in ungarischer Sprache im „Orvosi hetilap“ erscheinen zu lassen. Dieselben sind die Vorläufer seines grössern, deutsch geschriebenen Buches und bildeten später integrirende Bestandtheile desselben. Dieses grössere Werk „die Aetiologie, der Begriff und die Prophylaxis des Kindbettfiebers“ erschien im Jahr 1861. Seine Entstehungsgeschichte ist sehr merkwürdig. Nur nach wiederholtem Zureden konnte sich Semmelweiss dazu entschliessen, die Arbeit zu beginnen. Eines Tages begegnete ihm Hirschler auf der Strasse und wurde von ihm, welcher sich in ungewöhnlicher Erregung befand, mit der Nachricht begrüsst, er habe nun endlich den Anfang gemacht. Zugleich wurde Hirschler dringend aufgefordert, ihm in seine Wohnung zu folgen, um das Geschriebene anzuhören. Zu seinem Erstaunen las ihm dann Semmelweiss die Vorrede vor, welche zuerst verfasst worden war. Sobald sich der Stein einmal im Rollen befand, war nun kein Halt mehr. Bogen auf Bogen wurden von dem, sonst dem „Büchermachen“ so abholden Verfasser rasch fertig gestellt, um in die Druckerei zu wandern und das Werk wuchs zu einem stattlichen Band von 33 Bogen heran, während es ursprünglich nur auf 6 berechnet war.

Im Allgemeinen hat es eine gute, logische Anordnung, welche freilich leider nur zu häufig durch Episoden, unnöthige Wiederholungen, polemische Extravaganzen Noth leidet. Mit dem grössten Interesse wird man auch noch jetzt die Genese der Lehre, wie sie sich bei Semmelweiss allmählich entwickelt hat, lesen. Auf inductivem Wege gefundene Daten beschäftigen den grübelnden Geist, welcher das Kausalitätsverhältniss herausfinden will. Die Lösung wird scheinbar plötzlich in Folge der Kenntnissnahme der Todesart Kolletschka's, welche in Beziehung zu jenem vorher festgestellten Factum gebracht wurde, gefunden und damit ist die Lehre im Wesentlichen fertig. Dies ist mit grosser, innerer Wahrheit, selbst Naivität geschildert, wobei man auch einen hellen Einblick in die edle Denkungsart und ideale Gesinnung des Verfassers erhält. Dieser Schilderung der Genese der Lehre folgen dann gewisse Erweiterungen und neue Begründungen, worauf dann Semmelweiss, nachdem er seine Synthese gewonnen hat, dazu übergeht zu prüfen, ob die gewonnene Theorie nun auch im Stande ist, alle Thatsachen und die vielen, so schwer zu deutenden und scheinbar oft widersprechenden Beobachtungen zu erklären. Dann folgt eine Zusammenfassung der Hauptthesen der neuen Theorie und eine Darstellung der sich aus ihr ergebenden Konsequenzen.

Der unerquicklichste Theil des Werkes ist der letzte Abschnitt, fast die Hälfte, welche die Stimmen pro et contra mit sofort angeschlossener Polemik aufführt. Uebrigens enthält dieser Abschnitt viele recht interessante Dokumente.

Man kann die Steigerung der gemüthlichen und geistigen Erregtheit des Verfassers fast Schritt für Schritt oder vielmehr Bogen für Bogen verfolgen, so dass die letzten Partien des Werkes nur schwer geniessbar sind.

Näher auf den Inhalt einzugehen, hat für unsere Zeit, in

welcher die Richtigkeit der Semmelweiss'schen Theorien so vollständig feststeht, wenig Zweck mehr. Vieles ist auch bereits erwähnt
worden. Wir begnügen uns daher hier noch kurz einige statistische
Beweisstücke, welche Semmelweiss nachträglich eruirte, anzuführen
und dann die präcise Formulirung der Lehre, wie sie sich nach
jenem Hauptwerk ergiebt, nebst der vorgeschlagenen Prophylaxis
der Krankheit wiederzugeben.

Theilte Semmelweiss die Zeit des Bestehens der Wiener
Gebäranstalt in zwei Epochen, von welchen in der einen keine pathologisch-anatomischen Studien, in der andern solche und zwar in der
bekannten, grossartigen Weise, getrieben wurden, so ergab sich, dass
in der letzteren Periode die Mortalität der Wöchnerinnen eine ausserordentlich viel stärkere war, als in der ersten.

Noch schlagender ist wohl folgende Thatsache. Wir haben bereits
erwähnt, dass die Mortalität an der Abtheilung für Aerzte eine ungleich
bedeutendere war, als an der für Hebammenschülerinnen. Semmelweiss
wies nun aus den Protokollen nach, dass in einer früheren Zeit, in
welcher an beiden Abtheilungen gleichmässig Aerzte und Schülerinnen
aufgenommen worden waren, die Sterblichkeit an beiden sich gleich
verhielt[31]). Wichtig ist auch wohl noch der von Semmelweiss
erbrachte Beweis, dass die grössere oder geringere Füllung der Anstalt
keinen Einfluss auf das Procentverhältniss der Mortalität ausübte[32]).
Vielfach hat sich Semmelweiss noch mit der Frage beschäftigt, wie
gross wohl die durch Selbstinfection bedingte Mortalität sei. Die
Beantwortung möchte wohl auch für unsere Zeit noch von grossem
Interesse sein. Jene Sterblichkeit ist äusserst gering. Die sehr grossen
Zahlen, welche für die Entscheidung jener Frage aus dem Wiener
Gebärhaus und der Rotunda in Dublin zu Gebote stehen und die
merkwürdige Uebereinstimmung jener Zahlen lassen hierüber keinen
Zweifel. Diese Mortalität ist wohl kaum auf 0,5% zu schätzen[33]).

Die Theorie von Semmelweiss lässt sich in Folgendem kurz resumiren. Die febris puerperalis entsteht durch Resorption eines zersetzten organischen Stoffes, welcher in der überwiegend grössten Zahl der Fälle dem Individuum von Aussen beigebracht wird — Infection von Aussen. Nur auf diese Weise entsteht eine sogenannte Epidemie. In seltenen Fällen entsteht die Zersetzung des organischen Stoffes innerhalb der Grenzen des ergriffenen Organismus — Selbstinfection. Die Quellen der Infection von Aussen sind beliebige, sich zersetzende, thierische Stoffe jeder Art. Besonders häufig rühren sie von Leichen oder Kranken der verschiedensten Art her.

Die Quellen der Selbstinfection sind Wochenfluss, Blutgerinnsel, Decidua und Eihautreste, gequetschte, nekrosirende Gewebstheile u. a.

Bei der Infection von Aussen wird der Stoff am häufigsten durch die untersuchenden, pflegenden, operirenden Hände, aber auch durch Bettwäsche, Schwämme, Bettschüsseln, Instrumente übertragen, überhaupt durch Alles, was, einen zersetzten Stoff an sich tragend, mit der Schwangeren, Gebärenden, Wöchnerin in Berührung kommt. Auch eine Infection durch die Luft ist möglich, jedoch selten. Die Körperstellen, an welchen die Infection von Aussen stattfindet, sind die Innenfläche des Uterus, vom Orif. int. an nach aufwärts und alle wunden und epithelberaubten Stellen des Sexualschlauchs.

Die Zeit der Infection von Aussen ist meist die Eröffnungsperiode, weil während dieser der Finger häufig in den Gebärmutterhals eingeführt wird, selten die Austreibungsperiode, wieder häufiger die Nachgeburtszeit, weil dann wunde Flächen vorhanden sind und Luft leicht in die Organe eintritt.

Febris puerperalis ist keine dem Wochenbett ausschliesslich zukommende Krankheit, sondern dieselbe Affection, wie Pyämie, von welcher sie eine Varietät darstellt, eine Varietät jedoch nur in dem Sinne, als dabei Formen in der Sexualsphäre erscheinen, welche bei

Weibern ausserhalb der Fortpflanzungsperiode und bei Männern nicht vorkommen können.

Das Wochenbettfieber ist keine kontagiöse Krankheit in dem Sinne, wie Blattern, Scharlach u. a., weil es auch durch andere Erkrankungen, als febris puerperalis erzeugt werden kann, überhaupt noch andere Quellen hat. Auch unterscheidet es sich von jenen Krankheiten dadurch, dass bei unverletzten Epithelschichten oder Epidermis die Infection nicht stattzufinden vermag.

Verläuft bei einer Wöchnerin das Kindbettfieber unter Formen, bei welchen kein zersetzter Stoff nach aussen hin sich entwickelt, so ist es von jener nicht auf eine andere übertragbar.

Was die Prophylaxis des Kindbettfiebers betrifft, so verlangt Semmelweiss vor Allem die Desinficirung der Hände des ärztlichen Personals und der Pflegerinnen und ferner die Desinficirung oder Entfernung aller mit zersetzten Stoffen in Berührung gekommener Requisiten und Instrumente. In einem Gebärhaus solle eine gute Ventilation bestehen, damit die Exhalationen der Individuen rasch entfernt werden, da solche, mit der Luft in die Genitalien eindringend, die febris puerperalis erzeugen können. Auch sollen solche Anstalten nicht an Orten erbaut sein, an welchen von aussen zersetzte Stoffe durch die Luft zugeführt werden können. Besondere Räume zur Absonderung solcher Kranken, welche zersetzte Stoffe produciren, müssen vorhanden sein. Sind diese Verhältnisse gewahrt, so können die Anstalten recht gross sein und ein Zellensystem ist unnöthig. Jedem, welcher in einem Gebärhaus angestellt ist, sollen Beschäftigungen verboten sein, welche Gelegenheit geben, die Hände mit zersetzten Stoffen zu verunreinigen und zwar desswegen, weil es sehr schwer ist, bei einer grössern Anzahl von Personen die nöthigen Waschungen durchzusetzen, welche eine solche, angegebene Beschäftigung verlangen würde. Sicherer erscheint daher die Aufhebung der Gelegenheit, sich derart zu verunreinigen.

Die Schüler sollen daher, vor der Beschäftigung in der geburtshülflichen Klinik, mit der theoretischen Vorlesung die Operationsübungen und die pathologische Anatomie abgemacht haben.

Der Erfolg, welchen sich Semmelweiss und seine Freunde von dem Werke versprochen hatten, traf nicht ein. Man hat die Voreingenommenheit und Blindheit der speciellen Fachgenossen Semmelweiss' stets allein als Ursachen beschuldigt. Dies ist jedoch nur zum Theil richtig. Der Misserfolg lag anderntheils in dem Entwicklungsgang, welchen die Lehre von den Wundkrankheiten genommen hatte. Für diese Lehre waren seit der Zeit, in welcher Semmelweiss auftrat, also seit Ende der vierziger Jahre, die Untersuchungen Virchow's massgebend. Virchow hatte der alten Doctrin von der Pyämie und der Diathesis purulenta ein Ende gemacht. Als Componenten der alten Allgemeinvorstellung blieben als verwerthbar für die Lehre von den fieberhaften Wundkrankheiten noch übrig: die Septicaemie oder eigentlich die faulige Intoxikation, welche schon früher durch Gaspard eine besondere Stellung erhalten hatte, die Ichorrhaemie, eine Veränderung des Bluts durch zersetzte Säfte, welche sich bei den diffus-phlegmonösen Entzündungen bilden und endlich die metastasirende Thrombose, bei welcher mit septischen oder ichorösen Materien verunreinigte Pfröpfe multiple Heerde erzeugen.

Kaum je ist in der Medicin eine so merkwürdig zusammengesetzte und complicirte Allgemeinvorstellung klarer und schärfer in ihre Bestandtheile zerlegt worden. Die anatomischen Befunde und die klinischen Erscheinungen sind in ihren gegenseitigen Beziehungen ergründet und in ihrer oft schwer entwirrbaren Verschlingung und Durchkreuzung klar gelegt worden. Was mechanischen Momenten und was dem Uebergang flüssiger schädlicher Bestandtheile in Blut und Säfte zugeschrieben werden muss, ist festgesetzt. Hat man eine bestimmte Erkrankung im practischen Leben vor sich, so lässt sich der Fall, wie nach einem Schema, analysiren. Allein für die Aetiologie war dadurch kein Fortschritt erreicht und über den ersten Anstoss zur Erkrankung wurde uns kein Aufschluss gegeben. Auch bei Virchow sind es epidemische Einflüsse, miasmatische Schädlichkeiten, welche das Erysipel, die Diphteritis, die Phagedäna, die diffus-phlegmonösen Entzündungen erzeugen. Hierbei bilden sich allerdings aus lymphatischen Flüssigkeiten specifische, in Umsetzung begriffene Säfte, welche den Körper des Erkrankten selbst und auch Andere zu inficiren vermögen. Allein das letztere ätiologische Moment spielt keine grosse Rolle und ist besonders für die epidemische Verbreitung irrelevant. Nach Virchow kann das Pseudoerysipel ohne äussere Infection, bei unverletztem Körper oder Haut, entstehen, wobei der Einfluss der Kälte, eine allgemeine Körperschwäche disponirend wirken. Ein erhitzter Mensch kann an einer Stelle der Haut, welche dem Zug ausgesetzt gewesen ist, ein Erysipel bekommen [34]).

Auch die auf die Virchow'schen Untersuchungen sich stützenden und in dessen Richtung weiter arbeitenden Chirurgen, Billroth [35]) und Weber [36]), haben in Bezug auf die Aetiologie den Standpunkt ihres Lehrers beibehalten, wenigstens für die Zeit, welche für uns hier in Betracht kommt und auch noch ziemlich lange darüber hinaus. Ihre wichtigsten Entdeckungen, dass auch frischer Eiter und Eiterserum (pus bonum et laudabile), sowie Wundsecret und Säfte aus entzündeten Theilen, bei welchen an keinen Ichor im Sinne Virchow's zu denken ist, ferner, dass auch das Blut eines derart inficirten Thieres phlogogene und pyrogene Eigenschaften besitze, brachten eher einen Rückschritt, als Fortschritt in die ätiologischen Lehren. Man hatte nun in der Beschaffenheit der Wunden, den Blutergüssen und Sugillationen, den Venenthromben, der Nekrose ernährungsberaubter Gewebstheile, in der traumatischen Entzündung und ihren Producten soviel Momente zur Bildung pyrogener und phlogogener Materien, dass man ein äusseres Agens kaum noch zu bedürfen schien. Man konnte dieses, den epidemisch-miasmatischen Einfluss, selbst g a n z fallen lassen und Alles autochthon oder wie man sich, die S e m m e l w e i s s'schen Ausdrücke gebrauchend, ausdrückte, durch Selbstinfection entstehen lassen. Bis zu diesem Extrem war allerdings nur B i l l r o t h gelangt, welcher so Septicaemie und Pyämie als die höchsten Potenzen des Wundfiebers in verschiedenen Formen definirte. W e b e r liess noch das Miasma, insbesondere das Spitalmiasma, gelten. Freilich ist zu erwähnen, dass ein anderer Chirurg, R o s e r [37]), eine ganz entgegengesetzte, übrigens vollständig isolirte Stellung einnahm, bei welcher er der Wahrheit näher kam.

R o s e r definirt die Pyämie als eine zymotische Krankheit, durch ein Miasma und Kontagium sich fortpflanzend. Das Gift ist ein specifisches und identisch mit dem, welches das Kindbettfieber und das Wunderysipel erzeugt. R o s e r drang indess mit seinen Ansichten nicht durch. Man war zu fest überzeugt, dass die Pyämie rein localen Ursachen ihren Ursprung verdanken kann, um sich zur Annahme einer specifischen Noxe bewegen zu lassen und R o s e r selbst hatte, wenigstens in seinem ersten Aufsatz, auch eine spontane und aus örtlichen Ursachen entstehende Pyämie angenommen. Die Verschiedenartigkeit der Krankheitsbilder schien ferner nicht mit der Annahme e i n e s e i n z i g e n specifischen Giftes zu harmoniren. Mit dem Ausdruck miasmatisch-kontagiös war auch wenig bezeichnet, insbesondere nicht der Hauptmodus der Verbreitung in sicherer Weise festgestellt, so dass auch für die Praxis wenig dabei herausgekommen ist.

Bei der ausschlaggebenden Autorität V i r c h o w 's und einem solchen Stand der Lehre von den Wundkrankheiten, mit welcher die Doctrin des Puerperalfiebers, wenn auch nicht in scharfer, bewusster Auffassung aller Fachmänner, identisch geworden, war an einen raschen

Erfolg des Semmelweiss'schen Werkes nicht zu denken. Nur
wenige vorurtheilslose Köpfe, wie Lange in Heidelberg[88]), Kugelmann[89]) in Hannover erklärten sich unbedingt für die in demselben
enthaltenen Lehren. Wie wenig man aber sonst denselben gerecht
wurde, zeigen am deutlichsten die Verhandlungen der gynäkologischen
Section auf der Naturforscherversammlung zu Speier im Herbste 1861[40]).
Virchow, Spiegelberg, Hecker traten hier gegen die von
Lange verfochtene Semmelweiss'sche Theorie auf. Ebensowenig
hat von Siebold[41]) in seinen Betrachtungen über das Puerperalfieber,
welche in der Monatsschrift für Geburtshülfe 1861 erschienen sind,
die Bedeutung derselben erkannt. Auch im Jahre 1864 erklärte
sich noch einmal Virchow[42]) in einem in der geburtshülflichen
Gesellschaft in Berlin gehaltenen Vortrag gegen die Bedeutung der
Infection von Aussen für die epidemische Ausbreitung des Puerperalfiebers. Etwas lenkt er übrigens hier schon ein, doch hält er immer
noch daran fest, dass das Pseudoerysipel, mit welchem er die Binde-
gewebsaffection des Beckens bei Puerperen auf gleiche Linie stellt,
ohne äussere Wunde und Aufnahme eines Giftes zu entstehen vermöge,
wobei Kälte, allgemeine Körperschwäche bei heruntergekommenen
Individuen als disponirende Momente auftreten. Ebenso könne die
Phlegmone der Wöchnerin in dem tiefen Bindegewebe um Uterus und
Scheide ihren Ursprung nehmen. Sei ja auch beim Anthrax des
Thieres eine spontane Entstehung möglich!

Mittlerweile war die Frage über die Genese des Kindbettfiebers
allmählig aus dem engern Kreis der Fachgenossen auch in das grosse
Publikum gedrungen. Theils hierdurch, theils durch die Bedeutung der
Sache selbst wurde die Diskussion über die prophylaktischen Massregeln allgemeiner und erregter. Nicht viel fehlte daran, dass die
Kassation der Entbindungsanstalten ernsthaft in's Auge gefasst worden
wäre, so gross war der Widerwille gegen jene Anstalten allmählig

geworden. Während selbst ein Theil der Aerzte für eine solche radikale Massregel gestimmt war, suchte ein anderer sie durch besondere bauliche Einrichtungen, Kleinheit der Institute, Wechselhäuser, besondere Vorkehrungen für Ventilation, das Zellensystem u. a. zu umgehen. Immer machte sich dabei noch vielfach die Idee eines allgemein verbreiteten oder eines auf das Spital beschränkten Miasmas geltend.

Auf Aufforderung des böhmischen Landesausschusses gelegentlich des Baus einer neuen Anstalt in Prag wurden verschiedene Gelehrte zu einem Gutachten aufgefordert. Während hier Rokitansky, Skoda, Oppolzer und Lange wesentlich im Sinne der Semmelweiss'schen Lehren sich aussprachen, verfochten Hecker und Schwarz andere Ansichten. Virchow betonte besonders eine sich herausbildende Prädisposition des Individuums zu diffusen und malignen Entzündungsformen als Hauptsache bei der Entstehung des Puerperalfiebers, durch welche auch ohne Kontagion die Erkrankung erfolge. Lokale, specifische Infection, Kontagion treten erst bei einer gewissen Höhe der Epidemie und bei einer gewissen Intensität des Kontagiums in Wirksamkeit[48]).

Damit hatte die Opposition gegen Semmelweiss ihren Klimax erreicht und trat in das stadium decrementi. Das Verdienst, der Doctrin des Pester Geburtshelfers zum endlichen Sieg verholfen zu haben, gebührt Hirsch, Veit und Winckel. Ersterer sprach sich in seinem Handbuch der historisch-geographischen Pathologie (1864) entschieden für Semmelweiss aus. Veit verfocht dessen Ansichten in einem Aufsatz, welcher 1865 in der Monatsschrift für Geburtshülfe erschien und Winckel that dasselbe in seiner, 1866 zuerst erschienenen Pathologie und Therapie des Wochenbetts.

Von da an wurde auch die Purificirung der Entbindungsanstalten vervollständigt, man kann nicht sagen, begonnen, denn, trotz der geringen Anerkennung, welche Semmelweiss bei seinen Fachgenossen gefunden hatte, hatten seine Lehren immerhin einen gewissen Einfluss auf die Praxis geübt und selbst die widerwilligsten Gegner mussten sich zu gewissen Kautelen in dem Sinne seiner Doctrin verstehen. — Wie dies auch sonst vielfach in der Welt vorkommt, so geschah es auch hier. Eine Entdeckung und besonders der Entdecker wird verkleinert und selbst verspottet, aber seine Leistung ausgenutzt, sogar von Solchen, welche das Erstere besorgt haben.

Bei jener Purification stellte sich die Richtigkeit der Semmelweiss'schen Doctrin auch noch dadurch in ein helles Licht, dass sich selbst in Anstalten, welche früher von Puerperalfieber heimgesucht worden waren und welche sich durch salubre Bauart nicht gerade auszeichneten, doch noch gute Resultate bei strenger Befolgung der Semmelweiss'schen Principien erzielen liessen.

Auf die chirurgischen Hospitäler hat die Semmelweiss'sche Lehre gar keinen Einfluss gehabt. Hier bedurfte es noch eines Anstosses aus der Fremde, der Pasteur'schen Entdeckungen und der darauf gegründeten Lister'schen Lehren, um endlich richtigeren Anschauungen und einer bessern Praxis zum Siege zu helfen. Die Purificirung der chirurgischen Kliniken ist daher später, als die der Entbindungshäuser erfolgt.

Leider hatte Semmelweiss nicht mehr die Genugthuung den endlichen Sieg seiner Lehren zu erleben. Von dem Moment, in welchem er sich einer grösseren schriftstellerischen Thätigkeit hingegeben hatte, war seine geistige Erregtheit gestiegen. Ein pathologisch erhöhter Trieb zum Schreiben machte sich geltend, so dass dem grössern Werk rasch hinter einander die viel besprochenen offenen Briefe an v. Siebold, Scanzoni, Späth, an sämmtliche Professoren der Geburtshülfe, folgten. Das Ungezügelte der darin enthaltenen Polemik, die Wahl unpassender Ausdrücke, der

Gebrauch von Schimpfwörtern, die steten Wiederholungen deuten schon auf eine abnorme Thätigkeit der psychischen Organe. Auf der Strasse machte Semmelweiss Propaganda für seine Lehre und suchte dieselbe mit lauten Demonstrationen auch im Kreise von Laien zu verbreiten. Sein sonderbares, nicht zu berechnendes Benehmen, seine Zerstreutheit und Vergesslichkeit, fingen an aufzufallen. Mit dem Stadium der Aufregung, eines heftigen, keinen Widerspruch duldenden Wesens, wechselten Zustände der Depression und melancholischen Stimmung. Später bemerkte man selbst ein kindisches Wesen, auffallende Gefrässigkeit, Neigung zu obscönen Redensarten, hochgradig gesteigerte Sinnlichkeit.

Die Erkrankung hatte im Anfang sehr langsame Fortschritte gemacht, so dass seine Umgebung und Freunde noch lange Zeit das Gefahrvolle seines Zustandes nicht vollständig erkannten. Auch war Semmelweiss noch im Stande, bis zum Sommer 1865 seinem Amt und Beruf nachzuleben. Dann machte das Leiden jedoch so rasche Fortschritte und das Benehmen des Kranken wurde ein solches, dass man gezwungen war, ihn in die Irrenanstalt nach Wien zu verbringen. Er starb hier nach kurzem Aufenthalt am 13. August 1865 im 47. Jahre seines Lebens, jedoch nicht an Gehirnkrankheit, sondern in Folge von Pyämie.

Es ist gewiss ein sonderbares Zusammentreffen, dass Semmelweiss, Breslau, Weber, Heine gerade der Krankheit, mit welcher sie sich während ihres Lebens vorzugsweise oder wenigstens sehr viel beschäftigt hatten, unterliegen mussten. Dabei kann man nicht sagen, dass sie sich der Gefahr der Infection mehr als Andere ausgesetzt oder dass sie sich während der Zeit ihres speciellen Studiums über jene Erkrankungen angesteckt hätten. Semmelweiss hatte sich bei Gelegenheit einer Operation an einem Neugeborenen ein Panaritium am Mittelfinger der rechten Hand zugezogen. Ein metastatischer Abscess zwischen den Brustmuskeln entstand, welcher in die Pleura perforirte und den Tod an Pyo-Pneumothorax herbeiführte. Man fand ferner: Hyperaemia meningum, hyperaemia cerebri cum hydrocephalo chronico, degeneratio grisea medullae spinalis.

Um das hohe Verdienst und die eminente Bedeutung der Semmelweiss'schen Entdeckung und Lehre zu würdigen, bedarf es nur des Vergleichs mit den im Anfange mitgetheilten Anschauungen, welche v o r dem Auftreten und noch während der Lebzeiten jenes genialen Menschen geherrscht haben. Aber auch selbst den Vergleich mit unsern modernen Ansichten braucht jene Lehre nicht zu scheuen. Man kann fast noch jedes Wort in dem vorgeführten Résumé unterschreiben und, wenn man sich vorsichtig aussprechen und nicht zukünftigen, allerdings wohl bald zu erwartenden neuen Aufschlüssen vorgreifen will, wird man sich auch jetzt noch vielfach der Semmelweiss'schen Ausdrücke mit Vortheil bedienen. Dass man dies noch 30 Jahre nach dem ersten Auftauchen einer Theorie sagen kann, ist viel in unserer Zeit.

Semmelweiss hat zum erstenmal, als alleinige Ursache der febris puerperalis und der Pyämie, in Zersetzung begriffene, organische Stoffe bezeichnet. Der äusserst glücklich gewählte Ausdruck ist weder zu allgemein noch zu speciell. An die Stelle der vagen Vorstellungen von epidemischen Einflüssen atmosphärischer, tellurischer, kosmischer Art, deren Wesen und deren Wirkung (wie Kälte durch ihren schädlichen Einfluss auf die Gewebe) man entweder gar nicht oder in nur ungenügender Weise näher bezeichnet hatte, setzte er eine bestimmte, greifbare Noxe. Er neigt zu der Annahme, dass die f a u l i g e Zersetzung und der Grad derselben in Betracht komme, hütet sich aber, dies besonders zu betonen und spricht fast stets nur von Zersetzung. Damit ist jede zu spezielle Bezeichnung vermieden, welche selbst jetzt noch, geschweige denn in den damaligen Zeiten, ihre Gefahren hat.

Insbesondere lässt er sich nicht auf die zu seiner Zeit eine so grosse Rolle spielenden Bezeichnungen, Miasma und Kontagium, ein, obgleich gerade zum Gebrauch des letzten Worts Anlass vorlag. Im Gegentheil betont er ausdrücklich, dass die Krankheit nicht kontagiös nach dem Schulbegriff sei, daher auch seine Lehre nicht mit derjenigen mancher englischen Aerzte identificirt werden dürfe. Semmelweiss hat hier sehr richtig verfahren. Gerade das Festhalten an jenen Schulbegriffen hat offenbar richtige, ätiologische Anschauungen vielfach verhindert, denn dass die febris puerperalis nicht in jenem dogmatischen Sinne kontagiös sei, leuchtete zu klar ein.

Das Gift kann offenbar auch anderswo herkommen als von einer Puerperalkranken und auf andere Art übertragen werden, als durch Contact oder durch Verweilen in der Dunstsphäre (Aura) des Kranken. Auf der andern Seite kann ein vollständig disponirtes Individuum, in solche Verhältnisse gebracht, recht gut frei bleiben, was bei Blattern, Masern nicht der Fall ist.

Jener allgemeine Ausdruck „zersetzte organische Substanzen" passt selbst noch für unsere Zeit. Ein einziges, unveränderliches, specifisches Gift ist sicher nicht die Ursache der Symptomencomplexe, welche man als febris puerperalis bezeichnet und es entsteht nur die Frage, ob, abgesehen von der putriden Intoxikation, mehrere Gifte vorhanden seien oder ob ein einziges Gift, je nach dem Nährboden, modificirt werde und so verschiedene Wirkungen äussere; in's Moderne übersetzt, ob mehrere Species von Mikroorganismen dabei eine Rolle spielen oder ob aus einer und derselben Art, durch akkomodative Züchtung, je nach dem Nährboden, sich verschiedene Species entwickeln.

Wie zutreffend und richtig ferner die scharfe Unterscheidung war, welche Semmelweiss zwischen Infection von Aussen und Selbstinfection gemacht hat, beweist der Gebrauch, welchen man

mit so viel Vortheil in der Gynäkologie seitdem von dieser Differen-
zirung machte. Auch neuerdings legt man diesem Verhältniss immer
mehr Bedeutung bei, wie dies z. B. in der Lehre der Laparotomieen
ersichtlich ist. Sehr mit Unrecht hat man versucht die neuen Ausdrücke Contactinfection und Spontaninfection anstatt der Semmelweiss'schen Bezeichnungen einzuschieben; merkwürdigerweise gerade
von dem Orte aus, an welchem Semmelweiss zuerst wirkte und
wo man dessen Leistungen und Bezeichnungen kennen musste⁴⁴). Ohne
ganz besondern Grund neue Worte für alte Begriffe zu erfinden, ist
gewiss nicht passend; aber dies ist sicherlich noch weniger gerechtfertigt, wenn jene Worte dabei noch schlechter gewählt sind.
Spontaninfection ist ein Unsinn, während Selbstinfection besagt, dass
die Hauptbedingungen der Vergiftung im Individuum selbst liegen.
Der Ausdruck deckt also das damit gemeinte Verhältniss sehr gut,
auch wenn man von der Möglichkeit einer im striktesten Sinne des
Worts innerhalb des Körpers zu Stande kommenden Infection, wie
sie noch von Einigen behauptet wird, ganz absieht. Auch ist der
Gegensatz zu der Infection von Aussen in dem Worte schon enthalten.
Der Name Contactinfection hat den Nachtheil, dass leicht der alte
Schulbegriff des Kontagiums mit herüber genommen wird.

Dies Vertauschen alter Worte mit neuen erzeugt leicht das grosse
Unrecht, dass Derjenige, welcher das bezügliche Verhältniss zuerst
klar gelegt hat, oft in Vergessenheit geräth und an seine Stelle der
Erfinder der neuen Worte tritt. Absichtliche Aneignung fremden
Verdienstes hat auf diesem Wege auch schon stattgefunden. In
diesem Falle setze ich das jedoch nicht voraus. Wenn man aber über
einen Gegenstand schreibt, sollte man doch einigermassen die Geschichte desselben kennen, wenn auch nur, um der Gefahr eines solchen
Verdachts zu entgehen.

Das grösste Verdienst Semmelweiss' besteht jedenfalls darin, dass er den Modus der Uebertragung auffand und nachwies. Ihr Geburtshelfer, ihr Chirurgen habt das Gift an euern Fingern, Geräthschaften und Instrumenten und alles Andere, Infection·durch die Luft, Selbstinfection, Prädisposition ist von untergeordneter Bedeutung! Das war das ganze Geheimniss! Ein Modus, so grob und einfach, dass man nur zu leicht geneigt ist, zu sagen, das ist kein Kunststück gewesen, das lag ja auf der Hand! Und doch haben Jahrhunderte dazu gehört, bis Einer auf den Einfall gekommen ist.

Dem Verdienst Semmelweiss' geschieht kein Abbruch dadurch, dass schon vor ihm in England Beobachtungen von derartigen Uebertragungen gemacht worden sind. Man wusste nicht viel damit anzufangen, liess viele andere Entstehungsweisen gelten, ahnte nicht entfernt die hohe Bedeutung der Sache, identificirte den ursächlichen Faktor mit dem Gift, welches akute Exantheme erzeugt, so dass die Opposition leichtes Spiel hatte und jene Beobachtungen wenig Einfluss auf die Lehre vom Puerperalfieber zu gewinnen vermochten. Man braucht nur die Verhandlungen der Obstetrical Society in London aus dem Jahre 1875 zu lesen, um zu ersehen, welche widersprechende und verwirrte Anschauungen noch heutzutage in England herrschen.

Semmelweiss liess alle Zuthaten weg, gab dem Uebertragungsmodus durch Hände, Instrumente, Utensilien eine ganz allgemeine, fast ausschliessliche Geltung, und die Richtigkeit seiner Ansicht hat sich vollständig durch alle Erfahrungen der Neuzeit bestätigt.

Fragen wir uns zum Schluss, wie war es möglich, dass eine so gut begründete Lehre theils todtgeschwiegen und theils mit Erfolg bekämpft werden konnte, so dass sie erst etwa 20 Jahre nach ihrer Entstehung zur Anerkennung gekommen ist und zwar lediglich bei den, allerdings zunächst interessirten, Geburtshelfern, während sie auf die Chirurgen gar keinen Einfluss ausgeübt hat. Für diese musste ja erst von anderer Seite, aus der Fremde her, der Fortschritt angeregt werden, welchen sie mit der im Vaterland gewonnenen Grundlage schon früher hätten machen können.

Dass gerade sehr einfache Wahrheiten oft erst spät Beifall gewinnen und dass eine gewisse Zeit erforderlich ist, bis sie endlich durchdringen, dafür giebt es Belege genug. Wie lange hat es gedauert, um nur ein naheliegendes Beispiel anzuführen, bis richtige hygieinische Anschauungen in der grossen Masse oder nur unter den gebildeten Ständen Wurzel fassten. Welche Menge mündlicher und schriftlicher Belehrung war dazu nöthig! Scheinbar selbstverständliche Sätze mussten erst längere Zeit hindurch den Leuten in den Kopf geschrieben und geschrieen werden, ehe sie Annahme fanden.

Natürlich wird der Widerstand um so grösser sein, je weniger eine Lehre mit den Anschauungen congruirt, welche sich nun einmal eingebürgert haben. Und hier war für Semmelweiss der Umstand ungünstig, dass seine Doctrin weder mit den Ansichten seiner speciellen Fachgenossen harmonirte, noch in die allgemeinen pathologischen Anschauungen und Systeme hineinpasste. Auch die neue Richtung, welche die Forschung genommen hatte und auf welcher ja auch grosse Erfolge errungen worden waren, übte auf die Verbreitung der Lehre Semmelweiss' keinen guten Einfluss. Die Disposition des Körpers, seiner Gewebe, seiner Zellen wurde bei der Entstehung krankhafter Prozesse in den Vordergrund geschoben. Insbesondere wurden für die Genese des Puerperalfiebers die eigenthümlichen anatomischen Zustände der Sexualorgane bei Wöchnerinnen, sowie der veränderte Zustand des Körpers im Allgemeinen zur Erklärung herangezogen. Da passte dann eine so grobe Noxe nicht, bei welcher die Disposition nur eine sehr untergeordnete Rolle spielte und deren Einwirkung auch der kräftigste Organismus, selbst ausserhalb der Fortpflanzungsphase, unterliegen konnte.

Man kann nicht verkennen, dass Semmelweiss selbst eine

gewisse Schuld an dem Fehlschlagen seiner Bestrebungen trug, indem er einige Zeit hindurch blos eine mündliche oder höchstens briefliche Propaganda machte. Er vermied selbst Vorträge in Fachvereinen oder Gesellschaften und erst im Jahre 1850 scheint er in dieser Weise einmal hervorgetreten zu sein. Freilich sprangen vielfach Andere und selbst sehr bedeutende Autoritäten, wie Skoda, für ihn ein. Allein das genügt doch nicht und man erwartet mit Recht, dass der Verfechter einer Lehre, selbst auf dem Kampfplatz erscheinend, die Mittel benützt, welche ihm zur Geltendmachung seiner Ansichten zu Gebote stehen. Hätte Semmelweiss zur rechten Zeit ein, wenn auch kurzes Exposé seiner Doctrin mit Belegen, über welche er ja schon früh verfügte, veröffentlicht, so würde er wohl eher durchgedrungen sein. Wenigstens würde er sehr viele Missverständnisse vermieden haben, besonders auch das äusserst nachtheilige, nach welchem ihm untergeschoben wurde, als beschuldige er vorzugsweise oder ausschliesslich das Leichengift als den Infectionsstoff.

Die Feder stand Semmelweiss besser zu Gebote, als er annahm, wie man besonders aus dem ersten Abschnitt seines grösseren Werkes ersehen kann. Wenn auch oft eine gewisse Abrundung, passenderes Vertheilen und Einfügen der Belege, Festhalten an der Disposition und dem Ideengang vermisst wird und Wiederholungen stören, so entschädigt vielfach eine natürliche, naive Darstellung, Wärme des Gefühls und selbst ein gewisser Schwung der Diction.

Viel weniger, als jene Scheu vor einer, für grössere Kreise berechneten mündlichen oder schriftlichen Mittheilung möchte ich die Art seines Auftretens, das Ungeeignete seiner Polemik, die unpassenden Ausfälle, die groben Beschuldigungen, welche er seinen Gegnern zu Theil werden liess, als Ursache des Misserfolges betrachten. Ein derartiges Auftreten erfolgte spät und ist zum erstenmal in den letzten Abschnitten des grösseren Werkes bemerkbar. Eine lange

Reihe von Jahren hindurch hat ein solches nicht stattgefunden und wenn es später erfolgt ist, so lag eine gewisse Entschuldigung dafür vor, wenn man es auch durchaus nicht rechtfertigen kann. Semmelweiss war ein Gefühlsmensch, eine ideal angelegte Natur, bei welcher die Verkennung einer Lehre, welche, wie er glaubte, das Heil der leidenden Menschheit innig berührte, einen äusserst schmerzlichen und tiefen Eindruck hinterliess.

Die Art der Begründung, welche Semmelweiss seiner Lehre gegeben hatte, entsprach ferner nicht ganz dem Geschmack seiner Zeit. Man hatte sich mit Vorliebe einer exacten Beweisführung mit Hülfe des Thierexperiments zugewandt, während Semmelweiss wesentlich Statistik und klinische Beobachtung in den Vordergrund schob. Schliesslich sollte es freilich einerlei sein, in welcher Weise eine Wahrheit gefunden wird. Allein nicht zu verkennen ist, dass das Experiment ein sehr exaktes Beweismittel darstellt, und man war im Allgemeinen, vielleicht mit Recht, in Bezug auf den Werth der Statistik für solche und ähnliche Fragen etwas vorsichtig geworden. Freilich ist nicht zu vergessen, dass Semmelweiss das Thierexperiment, wenn auch nur in beschränkter Weise, herangezogen hatte und ausserdem, dass gerade für den zu erörternden Gegenstand ein statistisches Beweismaterial vorlag, wie es nicht leicht brauchbarer sein konnte. Nicht um den Ablauf einer proteusartigen Krankheit, sondern um den Ablauf eines physiologischen Vorgangs unter verschiedenen, scharf bestimmbaren Bedingungen handelte es sich und zur Entscheidung stand ein enormes, gut gesichtetes Material zur Verfügung.

Bei den Theoremen, wie Semmelweiss solche aufstellt, gilt als Prüfstein für die grosse Masse wesentlich der Erfolg, das practische Resultat. Wenn solches nicht sogleich vollständig unanfechtbar präsentirt wird, entstehen Zweifel und Misstrauen. Nun waren die Resultate vielfach nicht ganz günstig und konnten dies auch, der Natur der Sache nach, gar nicht sein. Wir können ganz davon absehen, dass Diejenigen, welche der neuen Lehre von vornherein feindlich gegenüberstanden oder wenigstens stark an ihrem Werth zweifelten, die Vorschriften leicht nicht sorgfältig und konsequent genug durchführten. Sie mussten dieselben ja von vornherein als werthlos und überflüssig und zudem als eine Last, die ihnen viel Unbequemlichkeiten bereitete, ansehen. Leider war die klinische Prüfung grösstentheils gerade solchen Männern zugefallen. Aber auch Der, welcher die volle Ueberzeugung von der Wahrheit einer Theorie hat, wird unter derartigen Umständen lange Zeit brauchen, bis die practischen Konsequenzen alle erforscht, gekannt und durchgeführt sind. Vieles hängt nicht allein von ihm ab, sondern von vielen andern Personen und selbst von Verhältnissen, deren Umänderung oft gar nicht in seiner Macht steht. Alle meine Kollegen erinnere ich an die Schwierigkeiten, mit welchen sie zu kämpfen hatten, bis sie ihre Institute und Einrichtungen so in Ordnung hatten, dass die Hauptgefahren der Infection als beseitigt angesehen werden konnten. Wie oft ·musste man in Bezug auf Massregeln, welche jetzt als selbstverständlich angesehen werden, hören „das ist ja gar nicht möglich". Da genügte ein an sich richtiges Theorem, wie es Semmelweiss aufstellte, nicht; auch nicht, dass er die Hauptprincipien der Desinfection, Vermeidung der Berührung zersetzter Substanzen und ein vortreffliches Desinfectionsmittel, angab. Da muss das Personal pedantisch gewissenhaft und vollständig von der Richtigkeit der Lehre und der Vortrefflichkeit der Schutzmassregeln überzeugt sein. Die Einrichtungen und der Betrieb der Institute, der Modus des Unterrichts, die Hausordnung u. a. müssen sich den theoretischen Anschauungen anpassen. Erst nach und nach lernt man die zahlreichen, kleinen Vorsichtsmassregeln und Cautelen kennen. Und das

Alles muss sich festsetzen, darin muss man sich einleben, so dass schliesslich auch, ohne bewusste Ueberlegung, die Vorschriften instinktmässig gehandhabt werden. Die Maschine muss ohne weitern Anstoss gehen.

Es erübrigt noch, eine letzte Ursache der späten Anerkennung der Semmelweiss'schen Lehre aufzuführen, deren wenig erfreuliche Betrachtung uns eine Schattenseite der menschlichen Natur vor Augen stellt, das Verhalten der Gegner.

Der Goethe'sche Ausspruch: „Wenn wir Andern Ehre geben, müssen wir uns selbst entadeln", trifft am besten die Sache. Die neidlose Anerkennung eines grossen Verdienstes ist nicht Jedermanns Sache. Oft mehr ein dunkles Gefühl, als eine klare Vorstellung, an eigenem Verdienst und Ruhm einzubüssen, wird sich bei Vielen geltend machen und das um so stärker, je mehr Berührungspunkte man mit dem hat, dessen Verdienste der Werthschätzung unterliegen. Der Prophet gilt nichts im Vaterland. Der Schatten, welchen er wirft, verdunkelt die Näherstehenden, daher sich diese durch Versuche der Verkleinerung zu helfen suchen, wobei es ihnen sehr zu statten kommt, dass sie aus der Nähe die Fehler und Schwächen leichter zu entdecken vermögen. Diese sieht man ja ohnedies leichter und lieber als die glänzenden Eigenschaften und findet auch bei der grossen Masse mit der Hervorhebung der weniger guten Seiten mehr Anklang, als mit Betonung der Vorzüge. — Die Deutschen verfallen in den Fehler, die ausgezeichneten Talente ihrer eigenen Nation zu unterschätzen, noch leichter, als andere Völker und schreiben den Ruhm einer Entdeckung oft lieber einem Fremden, als ihrem Landsmann zu. So hat Lister viel mehr Anerkennung bei ihnen gefunden, als Semmelweiss, obgleich Jener Anstoss und theoretische Begründung seiner Lehre von einem Andern, Pasteur, erhalten hat und viel weniger originell ist, als Semmelweiss, welcher Alles aus sich selbst geschöpft hat.

Der Gedanke, durch Anerkennung eines Verdienstes selbst zu verlieren, macht sich natürlich am leichtesten und stärksten bei Denen geltend, welche sich mit dem Urheber einer Entdeckung in derselben Arena befinden. Daher bemerkt man häufig das Bestreben, dass der Fachgenosse ein Verdienst, welches sein Spezialkollege hat, dem Vertreter einer andern, verwandten Disciplin zuzuschieben sucht.

Für Semmelweiss lag nun die Sache noch dadurch sehr ungünstig, dass seine Fachgenossen, durch Annahme seiner Lehre, nothwendig eine gewisse Schuld eingestehen mussten. Sie mussten sich sagen: Du hast, wenn auch unwissentlich und nur folgend den Anschauungen Deiner Zeit, vielfach schwere Erkrankung und Tod Deiner Mitmenschen herbeigeführt und hast, wenigstens betrifft dies den akademischen Lehrer und Schriftsteller, durch Verbreitung falscher Doctrinen, noch in viel höherem Grade zu solchen Unglücksfällen Anlass gegeben.

Man würde freilich sehr Unrecht thun, wenn man etwa annähme, irgend Einer der Gegner habe trotz fester Ueberzeugung von der Wahrheit der Lehre, sie bekämpft, nur um seine Culpa nicht einzugestehen zu müssen. Allein unbewusst hat diese Nothwendigkeit, eine Schuld zu bekennen, gewiss mitgewirkt. Der Mensch ist ja äusserst erfinderisch in Selbsttäuschung und besonders in Nichts ingeniöser, als in der Kunst, die wahren Motive seines Handelns nicht blos vor Andern, sondern vor sich selbst zu verstecken. Zudem arbeitet die Intelligenz unter solchen Verhältnissen nicht frei, sondern unter dem Einfluss eines das ganze Gemüthsleben mächtig ergreifenden Moments.

Doch breiten wir einen Schleier über diese Schattenseiten des menschlichen Denkens und Treibens, zollen wir aber dem Andenken des Todten die Anerkennung und den Ruhm, welche dem Lebenden versagt geblieben und welche Semmelweiss auch bis auf unsere

Zeit nicht in dem Grade zu Theil geworden sind, wie er sie verdient hat. Ehre dem genialen Kopf, welcher, unbeirrt durch die herrschenden Anschauungen und Systeme, eine so bedeutungsvolle, heilbringende Wahrheit erkannt hat. Ehre dem Manne mit dem edelen Gemüth, bei welchem das Mitgefühl mit der leidenden Menschheit als mächtige Triebfeder zur Auffindung und zur Weiterverbreitung jener Wahrheit mitgewirkt hat. Ehre dem Manne mit dem bescheidenen Herzen, welcher wohl gern den Sieg seiner Lehre noch erlebt hätte, welchem aber doch, da dies nicht der Fall sein sollte, die Ueberzeugung seine letzten Lebensjahre erheitert hat, „dass jene Zeit früher oder später kommen müsse, in welcher Erkrankungen und Todesfälle durch Wochenbettfieber zu den Seltenheiten gehören" [45]).

Anmerkungen.

[1]) Eine Zusammenstellung der Theorien über Genese des Puerperalfiebers findet man in Winckel's Pathologie und Therapie des Wochenbetts. Die Lehre, welche in der Schule von Wien und Prag anerkannt war, ist ausführlich in dem Lehrbuch der Geburtshülfe von Scanzoni 1852. III. Bd. pag. 454 ff. erörtert. — Man braucht die älteren Quellen über Aetiologie des Wochenbettfiebers kaum nachzulesen. Auch die noch während der Lebzeiten von Semmelweiss und theilweise noch später erschienenen Publikationen geben hinreichende Aufschlüsse. Das Chaos der Ansichten über die Entstehung jener Krankheit vergegenwärtigt man sich am besten, wenn man den Sitzungsbericht der Akademie der Medicin in Paris vom 23. Februar 1858 nachliest. S. Monatsschr. f. Geb. 1858. 12. Bd. pag. 292. Der Berichterstatter Auber giebt folgendes charakteristische Résumé „Sur les treize académiciens, qui ont été entendus on peut compter des essentialistes, des demi-essentialistes, des essentialistes sans le vouloir, des essentialistes sans le savoir; des localisateurs absolus, des demi ou des quart de localisateurs; des localisateurs avec tendance à l'essentialisation; des essentialistes avec amour pour la localisation; des spécifistes, des typhistes, des traumatistes et des néotraumatistes". Vergl. v. Siebold „Betrachtungen über das Kindbettfieber". Monatsschr. f. Geburtsh. 1861. Bd. 17. pag. 335 ff. Der Aufsatz enthält auch sonst interessante historische Bemerkungen und Aufschlüsse über die zur Zeit seines Erscheinens gültigen pathologischen Anschauungen, daher wir noch später auf denselben zurückkommen.

Wie lange antiquirte Anschauungen nicht blos in der Tradition des Volkes, sondern auch in den Köpfen der Aerzte und selbst der Hauptvertreter eines Fachs vorhalten, wird am besten durch die Verhandlungen der Obstetrical Soc. of London im Jahre 1875 bewiesen. Transact. of the Obstetrical Soc. of London, Vol. XVII. pag. 90, 131, 178, 217. — Hier findet man eine Olla potrida aller ätiologischen Anschauungen, eine Collection neuerer oder ganz veralteter Ansichten, letztere reflectirt oder etwas modificirt in einem mehr modernen Gehirn. Da können nach Einigen noch Erkältungen, Gemüthsaffecte die febris puerperalis hervorrufen oder stellen wenigstens die Hauptursache dar. Der Körper der Puerpera is loaded with matters, welche fortgeschafft werden müssen. Kommt dazu irgend eine Schädlichkeit, welche auf einen andern Körper ohne nachtheilige Folgen geblieben wäre, tritt aus irgend welchen andern Ursachen ein Fieberzustand ein, so explodirt die Mine. Bei dem labilen Gleichgewicht, in welchem sich Blut und Säfte befinden, bedarf es nur irgend eines Erregers, ziemlich einerlei welcher Natur, und der Teufel ist los. — Selbst eine ganz spontane Entstehung ist möglich dadurch, dass die unbrauchbar gewordenen Gewebsbestandtheile, welche bei der rückgängigen Metamorphose der Organe in das Blut eingehen, nicht rasch genug entfernt werden. Barnes hat diese Meinung sogar neuerdings noch näher in einem Aufsatz, American Journ. of Obstetrics 1882 Jan. pag. 49, ausgeführt. In jenen Verhandlungen finden wir gelehrt, dass das Scharlachgift, auf eine Wöchnerin übertragen, in dieser febris puerperalis hervorbringe und von dieser auf ein anderes Individuum gebracht, wieder den characteristischen Scharlach erzeuge. — Septicaemia soll durch eine Verletzung entstehen können, ohne dass irgend eine Uebertragung stattfindet, blos desswegen, weil die Personen ungesund sind. — Selbst jede Uebertragbarkeit der febris puerperalis wird geläugnet. Einige Redner halten selbst noch daran fest, dass das Wochenbettfieber eine essentielle, nur dem Puerperium zukommende Erkrankung sei.

Wer sich die Mühe nehmen will, die Verhandlungen durchzusehen, wozu ich aber nicht rathen mag, wird noch mehr solcher Absonderlichkeiten auffinden. Ich habe Obiges hervorgehoben, um zu zeigen, in welchem Wirrsal sich die Lehre von der febris puerperalis noch jetzt jenseits des Kanales befindet. Vielfach hat man nämlich behauptet, in England sei das, was Semmelweiss gelehrt hat, schon längst bekannt gewesen. Nun ich glaube, wer die Verhandlungen der Obstetrical Society und auch das, was früher über das Verhältniss der specifisch infectiösen Krankheiten zur febris puerperalis und die Kontagiosität letzterer Affection in England producirt worden ist, kennt, wird die einfache und klare Doctrin von Semmelweiss nicht mit diesen zerfahrenen Anschauungen verwechseln.

[1]) Eine kurze, doch sehr vollständige Darlegung der Lehre von der Pyämie nebst Literaturangabe, findet man bei Rudolf Maier, „Lehrbuch der allgemeinen pathologischen Anatomie". Leipzig 1871. pag. 116.

Vergl. übrigens auch ältere Lehrbücher der Chirurgie. Nélaton, Elémens de Pathologie Chirurg. Paris 1844. I. Bd.

Chelius, Handbuch der Chirurgie. Heidelberg und Leipzig. 1843. I. Bd. Kapitel über Entzündung, Rose.

Emmert, Lehrbuch der Chirurgie. Stuttgart 1859. I. Bd. pag. 316 ff., 338 ff., 426 ff.

[2]) Vieles zur Lebensgeschichte Gehöriges lässt sich aus dem grossen Werke von Semmelweiss „Die Aetiologie, der Begriff und die Prophylaxis des Kindbettfiebers" selbst entnehmen. Man findet in demselben auch recht interessante Briefe, Documente, welche sich auf die Aufnahme der Lehre von Seiten bedeutenderer Geburtshelfer, Zustand der Kliniken u. a. beziehen. Ausserdem standen mir noch specielle Informationen zur Verfügung, welche ich von früheren Kollegen und Freunden des Verstorbenen erhalten habe. So war Herr Ignatz Hirschler so gütig, mir äusserst interessante Notizen über Character, Lebensführung und wissenschaftliche Bestrebungen von Semmelweiss mitzutheilen. Ferner wurde mir von Pest aus durch meinen frühern Schüler, Herrn Professor Tauffer, die Gedenkrede zugeschickt, welche der ehemalige, jetzt verstorbene Assistent Semmelweiss', Dr. Joseph Fleischer, am 2. Oktober 1872 in der Buda-Pester königlich ungarischen Gesellschaft der Aerzte gehalten hat. Herr Professor Tauffer war so gütig, mir die Hauptdaten jener in ungarischer Sprache verfassten Rede in deutscher Uebersetzung zugänglich zu machen. Auch hierin finden sich wichtige Aufschlüsse besonders über die letzte Lebenszeit und die Krankheit Semmelweiss'. — Ich fühle mich verpflichtet, den beiden Kollegen hier meinen herzlichsten Dank für ihre freundliche Zuvorkommenheit und Unterstützung öffentlich auszusprechen.

[3]) Die hier veröffentlichten Daten sind grösstentheils den Mittheilungen Hirschler's und der Gedenkrede Fleischer's entnommen. Ueber die folgende Entwicklungsgeschichte der Semmelweiss'schen Lehre vergl. S. o. c. pag. 1—57.

[5]) S. o. c. pag. 59 und 60.

[6]) S. o. c. pag. 53, 106, 195, 295, 342, 469.

[7]) Ibid. pag. 195, 197.

[8]) Ibid. pag. 76 ff.

[9]) Zeitschrift der k. k. Gesellschaft der Aerzte zu Wien 1848, 4. Jahrg. Bd. II. pag 242 und 5. Jahrg. I. Bd. pag. 64. Abdruck bei Semmelweiss o. c. pag. 277.

[10]) Jene Zeitschrift 5. Jahrg. Bd. II. pag. 536. Abdruck bei Semmelweiss o. c. pag. 280.

[11]) S. o. c. pag. 513. Sitzungsbericht der math.-naturw. Klasse der kaiserl. Akademie der Wissensch. Okt. 1849.

[12]) S. o. c. pag. 335.

[13]) S. o. c. pag. 284. Routh veröffentlichte einen Aufsatz in der Med. Chirurg. Transactions, Vol. XXXII. „on the causes of the Endemic Puerperal Fever of Viena. London 1849". Die Briefe von Routh an Semmelweiss. S. o. c. pag. 283 ff.

[14]) S. o. c. pag. 286 ff. Daselbst auch Brief von Michaelis an Schwarz im Abdruck.

[15]) S. o. c. pag. 454, 455. Arneth hat auch in Edinburg in der Med. Chir. Soc. einen Vortrag über Genese der feb. puerp. gehalten. Vergl. Simpson, The Obstetrical Memoirs and Contributions. Vol. II. pag. 20.

[16]) Jene beiden Aufsätze, von denen der erste die Analogien zwischen febris puerp. und Surgical fever bespricht, finden sich in den Memoirs and Contribut. Vol. II. pag. 1 ff. und 20 ff. Sie sind entnommen dem Edinburg. Monthly Journ. of Med. Science. Nov. 1850. pag. 414 und Juli 1851. pag. 72. Es geht aus beiden hervor, dass Simpson vollständig über die Semmelweiss'schen Ansichten informirt war und erst durch Semmelweiss und Arneth zu der Besprechung des Themas angeregt worden ist.

Spiegelberg „Ueber das Wesen des Puerperalfiebers" pag. 4. Volkmann's Vorträge Nr. 3. schreibt fehlerhafter Weise die Priorität der Identificirung der febr. puerp. mit Pyämie Simpson zu. In denselben Fehler verfällt auch neuerdings Karewski, „Experimentelle Untersuchungen über die Einwirkungen puerp. Secrete auf den thierischen Organismus". Zeitschr. f. Geburtsh. und Gynäk. Bd. 7, Heft 2. Karewski ist offenbar durch die Angabe der Zeit, in welcher das grössere Werk von Semmelweiss erschienen ist, getäuscht worden. Dies Werk erschien freilich erst 1861. Allein die Semmelweiss'sche Lehre war im Jahr 1848 schon wesentlich fertig.

[17]) S. o. c. pag. 438.

[18]) Ibid. pag. 313.

[19]) Zeitschr. d. k. k. Ges. d. Aerzte zu Wien, 6. Jahrg. I. Bd. pag. 300.

[20]) Referat in Schmidt's Jahrb. f. d. Jahr 1845. S. o. c. pag. 431. Semmelweiss weiss die merkwürdige Anschauung Kiwisch's auf keine andere Weise als durch eine allerdings bezeichnende Anekdote zu deuten.

„Es wollten einmal ein Engländer, ein Franzose und ein Deutscher sich die Idee des Löwen verschaffen. Was thut der Engländer? Er unternimmt eine Reise nach Afrika und holt sich dort die Idee des Löwen; der Franzose geht in den Pflanzengarten, um sich dort die Idee des Löwen zu holen; was thut der Deutsche? Der Deutsche sperrt sich in seine Studierstube ein, setzt sich an den Schreibtisch und construirt aus sich heraus die Idee des Löwen."

[21]) Vierteljahrsschr. f. d. practische Heilkunde. 171. Jahrg. 1850. II. Bd.

[22]) S. o. c. pag. 65 und 336.

[23]) S. o. c. pag. 80 ff.

[24]) S. o. c. pag. 85 ff.

[25]) Diese und die folgenden Angaben basiren grösstentheils auf den Mittheilungen Hirschler's oder sind der Gedenkrede Fleischer's entnommen.

[26]) Gaz. des Hóp. 9. Janvier 1851. Nr. 3.

[27]) S. o. c. pag. 289.

[28]) S. o. c. pag. 291.

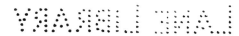

[29]) Klinik der Geb. und Gynäk. von Chiari, Braun, Späth 1855. C. Braun. Lehrb. d. Geb. Wien 1857.

[30]) Monatsschr. f. Geb. 1858. Bd. XII. pag. 300.

[31]) S. o. c. pag. 138 ff.

[32]) Ibid. pag. 214 ff.

[33]) Die Frage nach der Bedeutung der Selbstinfection ist von grösstem practischen Interesse. Ihre Entscheidung in Bezug auf Geburten erlaubt gewisse, freilich vorsichtige Schlüsse auf das relative Verhältniss der Erkrankungen und Todesfälle, welche bei Operationen, einestheils durch Uebertragung von Aussen, anderntheils durch Selbstinfection veranlasst werden. Ferner aber werden dadurch die diätetischen Vorschriften für das Verhalten bei Geburten und im Wochenbett bestimmt und man wird durch das Folgende leicht zur Ueberzeugung kommen, wie wenig gerechtfertigt das neuerdings vielfach beliebte, active Verfahren mit Irrigationen, Blosslegen der Genitalien, Verbinden der Risse und Schrunden etc. erscheint.

In den ersten 39 Jahren des Bestandes des Wiener Geburtshauses, in welcher Zeit Medicin ohne anatomische Grundlage getrieben wurde, starben von 71 395 Wöchnerinnen 897, also 1,25%; in den ersten 25 Jahren unter 44 843 Wöchnerinnen sogar nur 273 = 0,60%. (S. o. c. pag. 143 und 173.)

In der Rotunda zu Dublin starben in 93 Jahren von 159 749 Wöchnerinnen 1966 = 1,23%; in den ersten 35 Jahren von 76 427 Wöchnerinnen nur 540 = 0,70%. (S. o. c. pag. 167 und 173.)

Die grössere Sterblichkeit in einem zweiten Stadium des Bestehens beider Anstalten scheint, nach den Zahlenangaben der einzelnen Jahre zu urtheilen, in kleineren Epidemien zu liegen, welche hie und da einmal vorkamen. Ueber die näheren Ursachen dieser in beiden Anstalten nach einem gewissen Zeitraum des Bestehens aufgetretenen grössern Mortalität ist aus den Angaben sonst nichts Näheres herauszubringen. Jedenfalls müssen wir jedoch ein äusseres Moment als Ursache annehmen und daher uns, bei Beurtheilung der Mortalität durch Selbstinfection, nur an die Sterblichkeit in der ersten Epoche halten und da finden wir dann eine auffallend niedere Zahl. Freilich sind vielleicht einzelne Todesfälle durch Transferirung auf andere Abtheilungen, wenigstens für Wien, ausgefallen. Für Dublin ist dieses, so weit ich die Verhältnisse kenne, nicht anzunehmen. Dagegen kommen gewiss viele Todesfälle auf anderweitige Krankheiten, so wie auf Blutungen, Eklampsie, Uterusruptur u. s. w., so dass man wohl kaum berechtigt ist, auch nur 0,5% als Mortalitätssatz, bedingt durch Selbstinfection, anzunehmen.

Die Zahlen sind dabei so gross, dass sie vollständig zur Entscheidung genügen.

[34]) Virchow, Gesammelte Abhandlungen. Thrombose und Embolie, Gefässentzündung und sept. Infection. Vergl. insbesondere pag. 597 ff., 701 ff.

Verhandlungen der Gesellsch. f. Geb. in Berlin. Monatsschr. f. Geb. 1864. Bd. 24. pag. 406 ff. „Ueber die nosologische und ätiologische Stellung des epid. Puerperalfiebers".

Tageblatt der 36. Versammlung deutscher Naturforscher und Aerzte in Speyer. Sept. 1861. pag. 56.

[35]) Archiv für klin. Chirurgie, über Wundfieber und Infectionskrankheiten. II. Bd. 1861. pag. 495. II. Bd. 1864. pag. 494; IX. Bd. 1867. pag. 52. Die verschiedenen Aufsätze von Billroth zeigen gewisse Differenzen. In dem ersten, 1861, hat Billroth „nie eine Beobachtung gemacht von nachweisbarer Kontagion eines Gesunden oder mit genügender Wunde Behafteten durch einen Kranken mit metastasirender Dyskrasie". (pag. 501.)

In dem zweiten Aufsatz (1864) findet schon eine gewisse Schwenkung statt und besonders die wichtigen Experimente mit trockenen staubförmigen Theilchen, an welchen Eiter oder putride Stoffe haften, leiten Billroth auf die Möglichkeit der Uebertragung von Aussen. In dem dritten Aufsatz endlich

(1867 pag. 120 ff.) kommt die Infection von Aussen mehr zur Geltung und Billroth erzählt selbst zwei Fälle aus eigener Praxis. Immerhin ist auch hier der Uebertragung von Aussen keine grosse Bedeutung eingeräumt — „sind Billroth nur wenige Fälle der Art vorgekommen, in welchen er eine solche annehmen zu müssen glaubte".

Billroth schreibt in ·seinem ersten Aufsatz selbst dem Wunderysipel keine grosse Kontagiosität zu. Der einzelne Fall soll nicht ansteckend sein und nur bei Anhäufung soll sich ein flüchtiges Kontagium entwickeln können.

[36]) Archiv f. klin. Chirurgie. 1863. Bd. V. pag. 274. „Zur Frage über die Entstehung der Ichorrhämie." deutsche Klinik 1864 Nr. 48, 49, 50, 51; 1865. Nr. 2—7. Experimentelle Studien über Pyämie, Septicämie und Fieber.

Berliner klin. Wochenschr. 1864 Nr. 39. Ueber Septicämie.

[37]) Archiv der Heilkunde 1860. I, Bd. Die specifische Natur der Pyämie.

Ibid. 1863. Zur Lehre von der sept. Vergiftung des Blutes.

Ibid. 1866. Die Sepsis und die Hospitalkrankheiten.

Ibid. 1867. Zur Verständigung über den Pyämiebegriff.

[38]) Tageblatt der 36. Versammlung deutscher Naturforscher und Aerzte in Speyer Sept. 1861. pag. 55.

[39]) Offener Brief an sämmtliche Professoren der Geb. von J. Ph. Semmelweiss. Ofen 1862. pag. V. Brief von Kugelmann an Semmelweiss.

[40]) Obiges Citat über die Verhandlungen der Versammlung.

[41]) v. Siebold, Betrachtungen über das Kindbettfieber. Monatsschr. f. Geb. 1861. Bd. XVII. pag. 335 ff.

[42]) Monatsschr. f. Geb. 1864. Bd. XXIV. pag. 406 ff.

[43]) Monatschr. f. Geburtsh. 1864. Bd. XXIV. pag. 155. Vergl. Winckel, Path. und Ther. d. Wochenbetts. Berlin 1866. pag. 264.

[44]) Mikulicz, Ueber die Anwendung der Antisepsis bei Laparotomien, mit besonderer Rücksicht auf die Drainage der Peritonealhöhle. Archiv für klin. Chirurgie. Bd. XXVI. pag. 111 ff.

[45]) S. o. c. Vergl. Nachwort pag. 537.

Neue Publicationen

der

Akademischen Verlagsbuchhandlung von J. C. B. Mohr

(Paul Siebeck)

in

Freiburg i. B. und Tübingen.

Januar bis Juni 1882.

Brentano, Clemens, Lied von eines Studenten Ankunft in Heidelberg. Mit Vorwort und Anmerkungen herausgegeben von **Karl Bartsch.** (Neudrucke aus dem Mohr'schen Verlage, Heft I.) Klein 8. 1882. (24 Seiten.) 40 Pf.
Feine Ausgabe auf holländischem Büttenpapier M. 1. —

Bücherschatz, germanischer, herausgegeben von **Alfred Holder.** Band 7: **Baedae** historia ecclesiastica gentis Anglorum. Edidit **Alfred Holder.** Klein 8. 1882. (314 Seiten.) M. 4. 50.

VON GOELER, A., Caesar's Gallischer Krieg und Theile seines Bürgerkriegs nebst Anhängen über das römische Kriegswesen und über römische Daten. **Zweite** durchgesehene und ergänzte Auflage. Nach dem Tode des Verfassers herausgegeben von Freiherrn **Ernst August von Goeler. Lieferungs-Ausgabe.** Lieferung 1. 2. 3. Gross 8. 1882. (Seite 1—272.) à Lieferung M. 1. —

Goethe's Faust ein Fragment in der ursprünglichen Gestalt neu herausgegeben von **Wilhelm Ludwig Holland.** Klein 8. 1882. (168 Seiten. X.) M. 1. — Ausgabe auf holländischem Büttenpapier M. 4. —

— „ — **Zweite Auflage.** Klein 8. 1882. (XIV. 168 Seiten.) M. 1. 50. Ausgabe auf holländischem Büttenpapier geheftet M. 4. —, Halbfranz gebunden M. 6. —

Hartmann, Dr. Gustav, Geh. Justizrath in Göttingen, **Internationale Geldschulden.** Beitrag zur Rechtslehre vom Gelde. Erweiterter Abdruck aus dem „Archiv für die civilistische Praxis. Band 65. Heft 2." 8. 1882. (VIII. 83 Seiten.) M. 2. —

Heinze, Dr. Rudolf, Geheimerath in Heidelberg, **Hungarica.** Eine Anklageschrift. 8. 1882. (XI. 128 Seiten.) M. 2. —

K. F. HERMANN's
Lehrbuch der griechischen Antiquitäten.

Unter Mitwirkung von mehreren Gelehrten neu herausgegeben

von

Professor Dr. H. BLÜMNER und Professor Dr. W. DITTENBERGER.

Vierter Band.

Lehrbuch der griechischen Privatalterthümer.

Dritte, gänzlich umgearbeitete Auflage

herausgegeben von

Professor Dr. H. BLÜMNER.

Gross 8. 1882. (XVI. 556 Seiten.) M. 10. —

(Dieser Band erschien in 2 Hälften, deren erste im October 1881 ausgegeben wurde. Die zweite Hälfte erschien im Mai 1882.)

LEVY's, J. A., Lehre vom Conto-Current. Aus dem Holländischen übersetzt und **mit Berücksichtigung des neueren deutschen Rechts** herausgegeben von **Dr. J. Riesser,** Rechtsanwalt in Frankfurt a. M. Vom Verfasser autorisirte deutsche Uebersetzung. **Erste Lieferung.** 8. 1882. (64 Seiten.) M. 1. —

Lufft, A., Die **Schlachten** bei **Freiburg** (Breisgau) im **August 1644,** Enghien (Condé) und Turenne gegen Mercy. **Mit einem Plan.** 8. 1882. (134 Seiten.) M. 4. 50.

Mandry, G., Professor an der Universität Tübingen, **Der civilrechtliche Inhalt der Reichsgesetze.** Systematisch zusammengestellt und verarbeitet. **Zweite** erweiterte und durchgearbeitete **Auflage.** 8. 1882. (XV. 604 Seiten.) M. 10. —

Aus der Verlagsbuchhandlung von J. C. B. Mohr in Freiburg i.

Altdeutsches Evangelienbuch. Mit Einleitung, erklärenden Anmerkungen und ausführlichem Glossar herausgegeben von **Paul Piper.** I. Theil: Einleitung und Text. Zweite, durch Nachträge erweiterte Ausgabe. 8. 1882. (VIII. 295 und 696 Seiten.) M. 8. —

RIFF, Dr. R., Repetent am mathematischen Seminar in Tübingen, **Ueber die Principien der neueren Hydrodynamik.** 8. 1882. (43 Seiten.) M. 1. 20.

Schwab, Gustav, **Kleine prosaische Schriften.** Ausgewählt und herausgegeben von **K. Klüpfel.** Klein 8. 1882. (285 Seiten.) M. 2. 50.

Inhalt: Ludwig Uhland. — Meine Sammlung. — Georg Bernhard Bilfinger und seine Correspondenz. — Gedichte von Friedrich Hölderlin. — Gedichte von Justinus Kerner. — Gedichte des Königs Ludwig von Baiern. — Gedichte von Nicolaus Lenau. — Gedichte von Ludwig Uhland. — Maler Nolten; Novelle von Eduard Mörike. — Gesammelte Gedichte von Friedrich Rückert. III. und IV. Band. — Gedichte von Chr. J. Matzerath.

SIMSON, Bernhard, Professor an der Universität Freiburg, **Ueber die Beziehungen Napoleons III. zu Preussen und Deutschland. Ein Vortrag.** Klein 8. 1882. (62 Seiten.) M. 1. 20.

Das neue Testament übersetzt von **Karl Weizsäcker,** Professor an der Universität Tübingen. Zweite neu bearbeitete Auflage. Klein 8. 1882. (XII. 466 Seiten.) M. 5. —

WOELTER, Dr. Daniel, Repetent am evangelisch-theologischen Seminar in Tübingen, **Die Entstehung der Apokalypse. Ein Beitrag zur Geschichte des Urchristenthums.** 8. 1882. (72 Seiten.) M. 2. —

Limburgische Chronik herausgegeben von **Karl August Barack.** **Zweite** verbesserte Auflage. Band IV. (Schluss des Textes; Wort- und Sach-Register; Orts- und Namen-Register.) Gross 8. 1882. (627 Seiten.) Subscriptionspreis: Geheftet M. 15. —, in ganz Lederband gebunden M. 20. —

Band I—III sind 1881 erschienen.

———— ✳ ————

Zeitschriften.

Archiv für die civilistische Praxis herausgegeben von **Bülow, Degenkolb, Franklin** und **Mandry,** Professoren der Tübinger Juristenfacultät. **Band 65, Heft 2.** 8. 1882. (Seite 147—319.) Einzelpreis M. 3. —, Abonnementspreis pro Band von 3 Heften M. 8. —

Inhalt: **Hartmann,** Internationale Geldschulden. — **Huschke,** Kritische Versuche über streitige Pandektenstellen. — **von Glasenapp,** Ueber den metus accusationis. — **Ruhstrat,** Ueber die Nachforderung von Haupt= und Nebenansprüchen.

Zeitschrift für Kirchenrecht herausgegeben von **Dove** und **Friedberg.** Organ der Gesellschaft für Kirchenrechtswissenschaft in Göttingen. **XVII. Band.** (Neue Folge II. Band.) **Doppelheft 2. 3.** 8. 1882. (Seite 201—396.) Einzelpreis M. 6. —, Abonnementspreis pro Band von 4 Heften M. 10. —

Inhalt: **Scheurl,** Der Dispensationsbegriff des kanonischen Rechts. — **Martens,** Gregors VII. Maassnahmen gegen Heinrich IV. — **Herrmann,** Ein kurzes Vorwort Luthers zu den Schmalkaldischen Artikeln. — **Mejer,** Kirchenbaupflicht von secularisirtem Stiftsvermögen. — **Braun,** Disciplinargewalt über Kirchendiener nach dem Rechte der preussischen Landeskirche. — Kleinere Mittheilungen: **Maurer,** Zur Geschichte der Eheschliessung. — **Burckhardt,** Die katholische Landeskirche des Kantons Basel-Stadt. — Staatliche und kirchliche Gesetzgebung. — Rechtsprechung und Verwaltungspraxis. — Literatur.

Freiburg i. B., 30. Juni 1882.

Akademische Verlagsbuchhandlung von J. C. B. Mohr
(PAUL SIEBECK).

GEBRÜDER KRÖNER, STUTTGART.